PETITE BIBLIOTHEQUE MEDICALE

Les Fétichistes

PERVERTIS ET INVERTIS SEXUELS

OBSERVATIONS MÉDICO-LÉGALES

DU MÊME AUTEUR

La folie à Paris, étude statistique, clinique et médico-légale. Préface par J.-C. Barbier, premier président honoraire de la Cour de cassation. 1890, 1 vol. in-16, 424 p. (*Bibliothèque scientifique contemporaine*.) 3 fr. 50

Ouvrage couronné par l'Institut.

La simulation de la folie et la loi sur la relégation. 1888. In-8.

L'automatisme somnambulique devant les tribunaux. 1888. In-8.

De l'état mental et de la responsabilité pénale dans le morphinisme chronique. 1886. In-8.

La psychose systématique progressive. (Délire chronique.) 1886. In-8.

Aphasie et folie. 1889. In-8.

Le suicide à deux. — Responsabilité du survivant. 1891. In-8.

Dégénérescence mentale et simulation de la folie. — Rapports réciproques. 1889. In-8.

Les vertiges avec délire. Mémoire couronné par l'Académie de médecine. 1882.

412-95. — Corbeil. Imprimerie Éd. Crété.

Les Fétichistes

PERVERTIS ET INVERTIS SEXUELS

OBSERVATIONS MÉDICO-LÉGALES

PAR

PAUL GARNIER

Médecin en chef de l'Infirmerie spéciale de la Préfecture de Police.

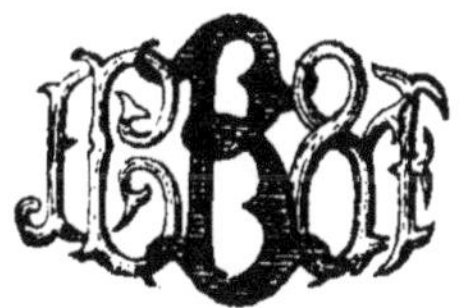

PARIS

LIBRAIRIE J.-B. BAILLIÈRE ET FILS

19, rue Hautefeuille, près du boulevard Saint-Germain, 19

—

1896

AVANT-PROPOS

> Aucune misère physique ou morale, aucune plaie, quelque corrompue qu'elle soit, ne doit effrayer celui qui s'est voué à la science de l'homme, et le ministère sacré du médecin, en l'obligeant à tout voir, à tout connaître, lui permet aussi de tout dire.
>
> (Tardieu. *Attentats aux mœurs.*)

Les proportions fort modestes de cet ouvrage, formé de la réunion des articles insérés dans les *Annales d'hygiène et de médecine légale* publiées sous la direction de M. le Professeur Brouardel, indiquent tout de suite que je ne me suis point donné pour tâche de procéder à l'étude complète des anomalies du sens génital.

Consulté fréquemment par la Justice sur des faits très spéciaux qui témoignent des plus étranges aberrations de l'instinct sexuel, je n'ai eu d'autre but que de montrer l'expert aux prises avec les difficultés de sa mission et d'insister sur quelques notions cliniques nouvelles qui permettent au médecin d'étayer son jugement sur des bases solides et de voir la maladie là où elle est.

S'il importe que la loi se fasse sévère contre les entreprises honteuses du vice et particulièrement contre la prostitution pédéraste, si prospère et si inquiétante dans les bas-fonds des grandes agglomérations urbaines, où elle fournit un fort contingent à l'armée du crime, il est de toute justice, aussi, qu'elle n'englobe pas dans ses rigueurs des malheureux, des infirmes moraux, irresponsables à coup sûr de leur malformation psycho-sexuelle et des actes qui en sont la conséquence directe.

Les faits consignés dans ce travail, très volontairement limité à un aspect tout spécial des perversions et inversions du sens génital : l'*obsession fétichiste*, ces faits, dis-je, appellent l'attention du magistrat, du philosophe et du médecin. Lorsqu'ils seront mieux connus et partant mieux interprétés, on s'attachera sans doute davantage à discerner les propensions sexuelles de l'enfant, à découvrir ce qui se cache sous certaines anomalies bien à tort négligées.

Sans trop se faire illusion sur la thérapeutique et l'hygiène morale applicables à ces cas particuliers, on peut espérer obtenir, pourtant, des résultats appréciables d'une éducation très tôt commencée, dont tous les efforts devront tendre à modifier, dans la mesure du possible chez des êtres imprégnés d'hérédité morbide, des sollicitations instinctives totalement déviées de leur but.

L'éducateur clairvoyant voudra alors mettre tout en œuvre pour tenter le redressement de telles malformations psycho-sexuelles et atténuer les effets de l'interférence des organes et des appétits fonctionnels, interférence qui serait, d'après une doctrine assez séduisante, le résultat de la discordance embryologique entre l'organe sexuel et l'organe cérébral (Magitot).

Il s'efforcera, aidé des conseils de la science, de combattre, à leur première apparition, ces étranges *hérésies* de l'amour morbide qui confondent l'esprit et heurtent violemment le sentiment que la nature a le plus fortement établi en nous parce que c'est aussi le plus propre à ses fins : la pérennité de l'espèce.

PAUL GARNIER.

Paris, le 1er mai 1895.

LES FÉTICHISTES

Pervertis et Invertis sexuels

Observations médico-légales

L'attention a été particulièrement attirée, dans ces dernières années, sur les obsessions et impulsions liées aux aberrations sexuelles.

De curieux travaux ont été publiés sur ces faits dont la description comporte, quoi qu'on fasse, une brutalité de détails auxquels le médecin doit se résigner et qu'il faut, d'ailleurs, savoir lire et interpréter en philosophe attristé et non en moraliste, dont la pudeur, prompte à prendre ombrage, ne verrait là qu'un inutile étalage d'obscénités.

L'étude scientifique qui met à nu ces malformations morales a devant elle une tâche assez noble pour faire oublier, ou du moins reléguer au second plan, ce qu'il y a de pénible dans le tableau qu'elle en trace.

Cette tâche est de différencier les manifestations honteuses du vice des singulières perversions sexuelles que certaines maladies mentales tiennent sous leur étroite dépendance.

Déjà une assez vive lumière se projette sur des actes qualifiés monstrueux, il y a quelques années encore, et désignés à toutes les rigueurs de nos lois, actes qui, mieux analysés, mieux connus dans leur origine morbide, sont faits pour susciter moins d'indignation que de pitié.

Quand les hasards de la pratique médico-légale viennent placer sous le champ de l'observation de l'expert de tels phénomènes, force lui est bien, au surplus, de ne pas éluder le problème et d'en aborder résolument l'examen.

Aujourd'hui, grâce surtout à l'important mémoire de mes savants maîtres Charcot et Magnan (1), les anomalies, les perversions et inversions du sens génital sont nettement rattachées à la dégénérescence mentale héréditaire.

J'ai moi-même, depuis une dizaine d'années, donné la relation de plusieurs faits de cet ordre, et l'on connaît sur

(1) Charcot et Magnan, *Inversion du sens génital* (*Arch. de Neurologie*, 1882).

ce sujet les intéressantes monographies de Westphal, de Krafft-Ebing, Tarnowski (1), de Moll (2), de Moreau (de Tours) (3), etc., pour ne parler que des ouvrages le plus souvent cités.

Si j'en juge par ma pratique médico-légale, les outrages publics à la pudeur relevant de perversions et inversions génitales sont loin d'être rares, et je n'ai, bien entendu, nullement en vue, ici, les cas d'*exhibitionnisme*, d'une rencontre si fréquente.

(1) Tarnowski, *Die Krankhaften Erscheinungen des Geschlechtsinns. Eine forsichere psychranichen Studien.* Berlin, Hirschwald, 1886. Ce travail a été l'objet d'une analyse très complète de la part de M. le Dr Reuss sous le titre *Des aberrations du sens génésique* (*Ann. d'Hyg. et de méd. légale*, 1886, 3e série, t. XVI, pp. 125, 239 à 309).

(2) Moll, *Les perversions de l'instinct génital*, trad. de l'allemand par le Dr Pactet. Paris, 1893.

(3) Moreau (de Tours), *Des aberrations du sens génésique*.

La remarque que j'ai pu faire, c'est que le *fétichisme* joue un rôle important dans les circonstances qui entraînent l'arrestation des pervertis et invertis sexuels.

Je ne m'attarderai pas à la controverse terminologique et étymologique dont a été l'objet l'expression : *fétichisme*, introduite récemment dans le langage médical ; elle n'est certainement pas à l'abri de toute critique. Dans son acception courante, elle sous-entend un culte plutôt religieux qu'amoureux dans son principe, une superstition puérile, et surtout une naïve et grossière idolâtrie qui a ses croyants parmi les peuplades primitives.

Le terme dérive-t-il du portugais *fetisso* (charme), ou de *factitius* (factice, insignifiant), comme le voudrait Max Muller ?

J'avoue ma préférence pour la première hypothèse, le charme prestigieux et symbolique étant le fondement même du phénomène psychologique.

Quoi qu'il en soit, le terme a été assez généralement accepté et on s'entend à ce sujet, ce qui est le point essentiel.

On a pu définir le fétichisme amoureux : le *culte des brimborions* (Max Muller).

Mais, il est à peine besoin de dire que le fétichisme morbide que nous étudions ici nous place assez loin de ces naïves adorations pour des *riens* (fleurs du corsage, gants, mouchoir, rubans, etc., etc.), où se complaisent les amants gagnés à ces « sublimes bêtises de l'amour » dont parle Mantegazza (1).

(1) Voir sur cette question l'intéressant ouvrage de Binet, *Le fetichisme dans l'amour*, 1891.

Avec le fétichisme morbide, nous quittons ces « sublimités » pour nous mettre en contact avec les tristes réalités, avec les misères physiques, intellectuelles et morales résultant des aberrations de la sensibilité génésique, si fréquentes chez les dégénérés héréditaires.

Syndrome de la dégénérescence mentale, le fétichisme peut être défini : *L'anomalie de l'instinct sexuel conférant, tantôt à un objet de la toilette féminine ou des vêtements masculins, tantôt à un costume déterminé, tantôt, enfin, à une partie du corps de l'un et de l'autre sexe, le pouvoir exclusif d'éveiller les sensations amoureuses et de produire l'orgasme voluptueux.*

L'objet du culte fétichiste, corporel ou

autre, devient ainsi l'élément, à la fois nécessaire et suffisant, de l'excitation sensuelle et son influence annihile à son profit le *consensus* d'impressions qui, à l'ordinaire, forment le *substratum* des sollicitations sexuelles.

C'est moins un *amour partiel* qu'un *amour à côté*, qu'on me passe l'expression.

Le perverti sexuel fétichiste se dépense génitalement et, par une sorte d'*ectopie amoureuse*, dans un culte bizarre, illogique, absurde, où l'on peut reconnaître comme un *onanisme vsychique*, si l'on peut ainsi dire, onanisme psychique qui ne fait que doubler et entretenir l'onanisme réel ou matériel auquel tous ces déviés s'adonnent avec passion.

Timide dans les choses de l'amour normal, le fétichiste, bien loin d'être un excité sexuel au point de vue des plaisirs vénériens, est bien plutôt un insuffisant que rien n'attire vers l'union des sexes, le plus souvent. Génitalement, il pèche bien plus par défaut que par excès.

Il est loin d'être sans intérêt de rechercher pourquoi et comment un individu devient fétichiste, au sens pathologique du mot.

Binet pense que, dans la vie de tout fétichiste, il s'est produit un incident marquant qui se place, d'ordinaire, à l'époque de la première enfance, détermine une forte impression de nature voluptueuse, s'inscrivant profondément, pour être désormais gardée comme objet principal de la sollicitation sexuelle durant le reste de l'existence.

Il faut bien dire que cet incident était *attendu* par l'hyperesthésie spéciale du sujet, en raison d'une prédisposition originelle qui joue ici le rôle essentiel; cet incident n'a pris de valeur que grâce à cette forte préparation et, à son défaut, telle ou telle autre circonstance aurait servi de prétexte.

En résumé, l'éveil de l'obsession fétichiste n'est point le résultat du hasard; elle est l'effet d'une altération profonde de la sensibilité morale et affective qui se sert simplement de tout incident pour se manifester, ainsi que cela se passe dans tout phénomène psychique aboutissant à l'obsession.

Un fait insignifiant en lui-même, mais qui se hausse à l'importance d'un fait capital *par un rapport d'idées*, accapare toute l'attention du dégénéré émotif, fait date dans ses souvenirs d'ordre génital, va s'imposer à toute sa vie sexuelle, réduisant à néant, ou à peu près, toutes les impressions sensuelles qui n'en dérivent pas.

Chez le perverti sexuel, le fétichisme s'alimente encore, malgré tout, aux sources ordinaires et naturelles de la sensualité : je veux dire qu'il reste hétéro-sexuel et que l'objet de son culte idolâtre est d'*essence féminine*.

Mais l'inverti sexuel a aussi son fétichisme à lui, fétichisme homo-sexuel qui connaît les mêmes égarements que le fétichisme hétéro-sexuel.

Nous en étudierons successivement les manifestations en commençant par les pervertis ou hétéro-sexuels.

I

Fétichisme hétéro-sexuel

I

FÉTICHISME HÉTÉRO-SEXUEL

Le perverti sexuel, dans son culte fétichiste, reste toujours sous l'influence physiologique des tendances qui poussent l'homme vers la femme.

I. — FÉTICHISME DES OBJETS DE TOILETTE FÉMININE.

L'objet de son idolâtrie amoureuse n'a de valeur que par son appropriation féminine, qu'il s'agisse de bottines, de chemise, de mouchoir, d'étoffes, etc. Il faut même que ce mouchoir soit, par sa finesse, un *article féminin. Des fétichistes du mouchoir* m'ont déclaré leur indifférence pour le grossier mouchoir d'une femme de la campagne.

L'un des exemples les plus intéressants est certainement celui de cet individu qu'on arrêta au moment où, fasciné par la vue des clous d'une semelle de souliers de femme, il se masturbait devant la boutique d'un cordonnier (1).

C'était un homme de trente-quatre ans, intelligent et instruit, d'imagination exaltée.

Dès l'âge de six à sept ans, il s'était senti poussé par un instinct irrésistible à regarder les pieds des femmes pour

(1) Charcot et Magnan (Obs. du Dr Blanche). *Loc. cit.*

voir s'il n'y avait pas de clous à leurs souliers. Lorsqu'il y en avait, la vue de ces clous lui produisait dans tout son être un bonheur indéfinissable.

Deux jeunes filles, ses parentes, logeaient dans sa famille. Il se rendait dans l'endroit où leurs souliers étaient déposés; il s'en emparait d'une main fiévreuse et frissonnante. Il touchait les clous, il les comptait et ne pouvait en détacher ses regards...

Il échafaudait des histoires fantastiques où les clous de souliers de femme lui apparaissaient, et, en même temps, une érection se produisait qui aboutissait à une éjaculation, sans qu'il portât la main à la verge pour y aider ; car, au contraire, il aurait voulu que l'éjaculation n'eût pas lieu, parce qu'elle l'empêchait de continuer et de finir son *histoire* et qu'il préférait de beaucoup le plaisir qu'il ressentait de cette représentation mentale à celui que l'éjaculation lui procurait.

Plusieurs fois, il lui est arrivé de prendre des souliers de femme, et il lui suffisait de poser l'extrémité de sa verge sur les clous pour que, sans aucune pression de la main, l'éjaculation eût lieu aussitôt.

Dans la rue, il se retournait instinctivement pour *écouter marcher les femmes*. Il avait acquis sur ce point une telle finesse d'ouïe qu'il se trompait rarement sur celles qui avaient des clous à leurs souliers. Alors, tout son corps était agité par un frémissement voluptueux, sensation qu'il éprouvait également, lorsque, en passant devant des boutiques de cordonniers, il voyait mettre des clous à des chaussures de femme.

Des sensations voluptueuses se produisaient encore lorsque, causant avec un cordonnier, celui-ci lui parlait, d'une manière générale, des clous que l'on met aux chaussures de femme.

Elles sont surtout intenses, s'il est question de femmes qu'il connaît, ou si, au lieu de dire : *Mettre des clous à des bottines de femme*, le cordonnier dit : *Ferrer des bottines de femme*, et mieux encore : *Ferrer des femmes*.

L'impression est parfois telle qu'il est sur le point de s'évanouir ou bien est pris d'un rire nerveux et incoercible qui dure plusieurs minutes.

Il lui est arrivé, aussi, d'acheter des souliers de femme, d'y faire mettre des clous devant lui et de les emporter.

Puis, quand il était seul, il touchait ces clous, écoutait le bruit qu'ils faisaient en les posant à terre ; enfin, il les approchait de l'extrémité de sa verge, ce qui déterminait presque toujours une éjaculation (1).

On doit à von Krafft-Ebing, la curieuse observation qui suit :

X..., trente-deux ans, eut à subir, dans son adolescence, les attouchements d'une institutrice dissolue. Durant les manœuvres de masturbation, son regard tomba sur les bottines très élégantes de cette femme. Cette vue lui fit une profonde impression.

Il commença à s'intéresser aux chaussures de dames pour voir leurs bottines.

(1) Le Dr Næcke a également publié récemment une observation intéressante de fétichisme des souliers (*Bull. de médecine mentale belge*, septembre 1894).

Le talon de la bottine appliqué sur ses organes sexuels provoquait l'orgasme voluptueux. Pour avoir des relations sexuelles, cette excitation, par contact préalable, était indispensable. Le reste de la femme le laissait indifférent.

Des chaussures dans les étalages, et, plus tard, la seule lecture d'une annonce de magasin de chaussures, suffisaient pour le mettre dans le plus grand trouble sensuel.

Très malheureux de cette obsession et voulant y échapper, il se maria. La nuit de noces fut terrible pour lui ; il se sentit criminel et ne toucha pas à sa femme.

Il acheta alors une paire de bottines de femme, très élégantes, les cacha dans le lit nuptial et, en les touchant, il put remplir ses devoirs conjugaux.

X... était tellement sous l'obsession

des idées de chaussures de femme qu'il rougissait quand il était question de bottines. Toute son imagination ne s'occupe que de ce sujet et il lui arrive de quitter tout à coup sa maison de campagne pour aller à la ville la plus proche, mais distante encore de quarante kilomètres, afin de pouvoir satisfaire son fétichisme devant les étalages.

Hammond (1) cite un cas à peu près analogue.

Le malade qui souffrait, en outre, d'attaques d'épilepsie, ne pouvait avoir de relations avec sa femme qu'en fixant ses regards sur une bottine de femme que, suivant le conseil de son médecin, il avait attachée au-dessus du lit nuptial.

(1) Hammond, *L'impuissance sexuelle.*

Le Dr Pascal (1) a publié un cas intéressant de *fétichisme des bottines*.

X..., négociant, a périodiquement, surtout quand il fait mauvais temps, les désirs suivants : Il aborde une prostituée, la première venue, et la prie de venir avec lui chez un cordonnier où il lui achète une belle paire de bottines vernies, à la condition qu'elle s'en chausse immédiatement. Cela fait, la femme doit traverser les rues, autant que possible dans les endroits les plus sales et les ruisseaux, pour bien crotter les bottines.

Puis, X... conduit la personne dans un hôtel et, à peine enfermé avec elle dans la chambre, il se précipite sur ses pieds, y frotte ses lèvres, ce qui lui pro-

(1) Pascal, *Igiene del amore*. (Cité par Krafft-Ebing.)

cure un plaisir extraordinaire. Après avoir nettoyé les bottines de cette façon, il fait un cadeau en argent à la femme et s'en va.

Des faits de ce genre tendraient à faire accepter l'opinion de von Krafft-Ebing, qui pense que, dans le fétichisme de la bottine, l'individu, sans qu'il s'en rende bien compte lui-même, obéit, dans son amour pour la bottine, à un désir masochiste (1), c'est-à-dire, à un besoin d'humiliation personnelle devant la femme, humiliation qui est toute sa volupté.

Mais si cet élément particulier de l'amour morbide est incontestable dans certains cas, on le chercherait en vain

(1) On sait que le mot vient du romancier von Sacher-Masoch qui, dans ses écrits, s'est attaché à dépeindre des hommes dont la jouissance suprême est de se sentir subjugués et maltraités par des femmes.

dans beaucoup d'autres. Le masochisme y serait tellement larvé qu'il serait insaisissable.

Un clerc d'huissier, âgé de trente-sept ans, observé par Charcot et Magnan, est issu d'une famille d'excentriques : d'une timidité extrême, il se trouble et balbutie au premier mot qu'il doit dire.

A l'âge de cinq ans, il entre en érection devant un *bonnet de nuit*, et plus tard, l'*idée seule d'une tête de vieille femme ridée et laide*, mais *coiffée d'un bonnet de nuit*, provoquait l'orgasme génital. La vue du bonnet de nuit seul n'exerce que peu d'influence, mais le contact d'un bonnet de nuit détermine l'érection et l'éjaculation.

Jusqu'à l'âge de trente-deux ans, il n'avait pas eu de relations sexuelles. Il épouse alors une jeune fille de vingt-quatre ans, jolie, pour laquelle il éprouvait une vive affection.

La première nuit de noces, il reste impuissant à côté de sa jeune femme.

Le lendemain, désespéré, il évoque l'image de la vieille femme ridée, couverte du bonnet de nuit. Le résultat ne se fait pas attendre ; il peut immédiatement remplir ses devoirs conjugaux.

Depuis cinq ans qu'il est marié, il en est réduit au même expédient ; il reste impuissant jusqu'au moment où le souvenir rappelle l'image favorite. Il déplore cette singulière situation qui le force, dit-il, à la profanation de sa femme.

Le cas que je viens de rappeler est à rapprocher de l'obsession fétichiste qu'éprouvait le Dr X..., dont j'ai rapporté, ailleurs, en tous ses détails, la curieuse observation (1).

Ce confrère, atteint en même temps de kleptomanie, avait ressenti, dès l'âge de six ans, une sensation voluptueuse développée par la vue, le contact et l'odeur du bonnet d'une femme de chambre.

A dater de ce moment, il rechercha tous les prétextes possibles pour pénétrer dans la chambre de cette fille. Là, il se coiffait d'un bonnet de linge, et plus le bonnet était malpropre, plus l'usage l'avait souillé et imprégné d'une odeur *sui generis*, plus était forte son excitation sexuelle, plus prompt était à se produire le spasme voluptueux.

Plus tard, la contemplation des *che-*

(1) Paul Garnier, *La folie à Paris*, 1890.

mises de femme étendues dans les lavoirs le plongeait dans la même ivresse sensuelle.

Un ancien matelot, le nommé C..., dont j'ai entretenu la Société de médecine légale (1), il y a une dizaine d'années, et que Blanche avait déjà eu à examiner judiciairement, ressentait à la vue d'un *tablier blanc* ce que le Dr X... éprouvait en face d'un bonnet de femme de chambre.

Cédant à une impulsion irrésistible, il s'était fait, à plusieurs reprises, voleur de tabliers blancs, et avait, de ce chef, encouru plusieurs condamnations.

(1) Paul Garnier, *Rapport sur l'etat mental d'un individu inculpé de vol, perversions sexuelles, onanisme impulsif chez un héréditaire dégénéré.* (*Ann. d'hyg.*, 1887, tome XXVIII, p. 268, et *Bulletin de la Société de médecine légale de France*, 1887.)

En ajuster un à sa taille est pour lui le suprême bonheur. A ce moment, au comble de la volupté, en plein orgasme vénérien, il éjacule dans le tablier, sans avoir besoin de s'aider de manœuvres onanistiques, tellement la sensation est forte.

Il cache l'objet de sa passion, il l'enfouit dans la terre; dès qu'il est libre, il court à sa cachette, déterre le tablier avec une sorte de frénésie, s'en affuble aussitôt, pour l'enterrer à nouveau, après l'avoir maculé de sperme.

C... suit les servantes, non pour elles, mais pour le tablier blanc attaché à leur taille. Il en repaît ses regards et l'attraction fascinatrice est d'autant plus violente que *la blancheur du linge est immaculée* (1).

(1) C'est ici qu'apparaît l'association d'idées, évocatrice de l'excitation sensuelle. Si le tablier blanc

Son existence tout entière a été dominée par la tyrannie de cette obsession qui le faisait pénétrer de nuit, avec effraction, dans une boutique de pâtissier, pour y voler des tabliers blancs.

Lorsque je fus chargé de le visiter et de constater judiciairement son état mental, il venait d'être appréhendé dans des circonstances particulièrement étranges.

Longeant, un soir, en sortant de son travail, l'avenue du Maine, il aperçoit à l'étalage extérieur d'un marchand de nouveautés, un mannequin revêtu d'une longue matinée blanche. A cette vue, il reçoit comme une commotion.

semble n'avoir que des rapports assez lointains avec le *linge intime* de la femme, il se relie, cependant, pour le fétichiste C... à l'idée de sexualité, par cette *blancheur immaculée*, *alba virginitas*, et aussi par la région du corps où s'applique cette pièce du vêtement.

Dans la demi-obscurité, il distingue mal la nature de ce vêtement blanc. Il croit voir le tablier de ses rêves et, subissant une irrésistible impulsion, il s'élance, se saisit frénétiquement du mannequin, l'enlace dans ses bras et s'enfuit avec sa conquête.

Le marchand court après lui et n'a pas de peine à le faire arrêter.

C..., qui bénéficia d'une ordonnance de non-lieu, conformément aux conclusions de l'expertise, tomba à la suite de cette aventure dans un accès de mélancolie qui dura plusieurs mois et nécessita son envoi dans un asile d'aliénés (1).

Parmi les cas les plus fréquents de

(1) Magnan, *Recherches sur les centres nerveux*, Paris, 1893.

fétichisme des objets est la séduction exercée par les mouchoirs de femme : ces faits sont si communs qu'ils sont aujourd'hui classés et en quelque sorte catalogués dans les fiches des agents de l'autorité devant qui comparaissent les collectionneurs de mouchoirs pris pour des *voleurs à la tire*.

Un fétichiste du mouchoir dont parle von Krafft-Ebing subit plusieurs condamnations pour s'être emparé, souvent avec violence, d'un mouchoir.

On en trouva une collection énorme à son domicile. De plus, il en portait autour du corps.

Ainsi que le fétichiste des étoffes et de la fourrure dont je parlerai plus loin, il voulut invoquer l'ivresse comme excuse, mais finit par avouer que, depuis l'âge de quinze ans, il se procurait l'excitation sensuelle en s'appliquant un mouchoir de femme sur les organes génitaux.

Tant que les mouchoirs étaient neufs et n'avaient pas servi, ils ne produisaient sur lui aucun effet. Ils ne l'excitaient qu'après avoir été portés par des filles, et souvent, pour mettre des mouchoirs neufs en contact avec des femmes, il en plaçait sur le chemin où ces personnes devaient passer, s'efforçant de les obliger à marcher dessus.

En possession d'un mouchoir ayant subi ce rapide contact, il entrait en érection et, en passant le mouchoir sur ses organes génitaux, il obtenait l'éjaculation.

Il n'a jamais eu de relations sexuelles, aimant mieux le mouchoir.

Moll parle d'une dame qui lui faisait cette confidence :

« Je connais un monsieur dont je puis me faire suivre à mon gré ; il me suffit, quand je le vois de loin, de tirer mon mouchoir. Je puis aller n'importe où, il ne me quitte plus. Que ce monsieur se trouve en voiture ou soit occupé par une affaire très sérieuse, très importante, aussitôt qu'il voit mon mouchoir, il abandonne tout pour me suivre, ou plutôt pour suivre mon mouchoir. »

Comme le remarque l'auteur que je viens de citer, ce fétichisme du mouchoir est utilisé diversement pour la provocation de l'orgasme vénérien.

Il est des fétichistes qui les collectionnent avec amour, les accumulent à leur domicile où ils les emploient, d'ordinaire, pour des manœuvres onanistiques.

D'autres ne parviennent à l'excitation sexuelle qu'en déchirant avec leurs dents ces mouchoirs de femme.

Il y a une dizaine d'années, j'ai fait interner à Sainte-Anne un fétichiste des chemises de femme. Il s'était introduit dans une propriété, avait saisi, parmi d'autres pièces de linge qui séchaient, une chemise de femme, et se l'appliquait sur les parties sexuelles au moment où on l'arrêta.

Beaucoup moins ordinaire est le *fétichisme des étoffes* que la femme, pour se vêtir ou se parer, a faites siennes, en quelque sorte : satin, soie, velours, fourrures, etc.

En septembre 1892, je fus chargé par le tribunal de la Seine d'examiner l'état mental d'un sieur V..., Victor, âgé de vingt-neuf ans, commis en librairie, inculpé de *vol à la tire.*

Au rapport des agents qui l'avaient arrêté, rue Soufflot, dans la foule qui s'y était amassée pour assister à la cérémonie de la translation des cendres de Lazare Carnot au Panthéon, Victor V... s'approchait des dames élégantes, les frôlait, et, à plusieurs reprises, il avait plongé la main dans leur robe. En réalité, V..., qui est *amoureux de la soie*, depuis l'âge de cinq à six ans, *palpait avec ivresse* ce tissu et goûtait à ce contact de suprêmes jouissances.

Fils d'un père alcoolique et d'une mère exaltée et mystique, il s'était signalé, dès le jeune âge, par des bizarreries qui en faisaient, dès ce moment, un être à part.

Enfant, il adora les poupées vêtues de

soie ; il aimait passer de longues heures dans des ateliers de couturières ou de modistes pour y ramasser des débris de soie qu'il collectionnait avec enthousiasme. Avec ces rognures d'étoffe, il possédait le moyen d'exalter son imagination et sa sexualité jusqu'à l'éjaculation. Il les appliquait *sur son estomac*, comme il dit, et à ce contact, il n'était plus maître de lui, tellement sa volupté était intense.

Fréquemment, dans son sommeil, il voyait des princesses, des reines vêtues de soie ; il se prosternait devant elles, couvrant leur robe de baisers éperdus, et se réveillait sous la secousse du spasme voluptueux.

La femme ne lui plaît que par la soie qui la recouvre, par le *froufrou* de cette étoffe.

Depuis longtemps, il possède un *jupon de soie* qu'il serre précieusement dans un meuble de sa chambre. Tous les soirs, au moment de se mettre au lit, il le revêt, l'ajuste à sa taille et « ainsi *enjuponné de soie, il goûte l'ivresse sexuelle que la plus jolie femme du monde ne pourrait lui donner* ».

Il ne me fut pas difficile de démontrer au Tribunal qu'il était en présence, non d'un voleur à la tire, mais simplement d'un obsédé fétichiste que son amour de la soie poussait irrésistiblement à palper, sur les femmes, la soie de leur vêtement, contact qui résume pour lui la béatitude sensuelle.

Victor V... fut acquitté sans grande discussion, ses prétendus vols n'ayant d'ailleurs jamais existé que dans le rapport des agents trompés par les apparences (1).

Tout récemment j'ai été appelé à examiner, à l'Infirmerie spéciale, un ouvrier boulanger à antécédents héréditaires très chargés (grand-oncle maternel mort en démence, père alcoolique, sœur idiote), qui avait été arrêté à la salle des Dépêches du *Figaro*, où, armé de ciseaux et se dissimulant de son mieux, il découpait, dans les manteaux des dames près desquelles il se faufilait, des carrés de drap, de velours, de fourrure, suivant la nature du vêtement.

(1) Un médecin a communiqué à von Krafft-Ebing le cas suivant : L'un des habitués d'un *lupanar* était connu sous le sobriquet de *Velours*. Il avait l'habitude de revêtir de velours une *puella* et de satisfaire ses penchants sexuels rien qu'en se caressant la figure avec un coin de la robe en velours, sans qu'il y ait autre contact entre lui et la femme.

Il fut trouvé nanti d'un grand nombre de ces « découpures » et la perquisition opérée chez lui en fit découvrir d'autres.

Cet individu, de caractère sournois et dissimulé, nia longtemps toute préméditation et invoqua un égarement momentané produit par l'ivresse.

Cette explication n'était guère admissible et ne pouvait servir pour donner la raison d'actes qui dénonçaient, par leur répétition, une obsession fétichiste.

Vivement pressé de questions, cet individu finit par confesser « sa manie ».

Depuis l'âge de neuf à dix ans, il avait un culte pour les *étoffes laineuses et duveteuses*. A leur vue, et surtout à leur contact, il a toujours éprouvé une grande excitation génitale avec érection et parfois éjaculation.

Il collectionnait, depuis quelque

temps, des découpures de vêtements féminins, avec une préférence marquée pour la fourrure dont le contact le transporte, pourvu, cependant, que celle-ci ait été portée par une femme.

Il aime aussi le palper du satin ; il a coupé plusieurs fois des rubans de cette étoffe pour les joindre à sa collection.

Rentré dans sa chambre, il appliquait sur sa peau les découpures dérobées et provoquait ainsi une excitation génitale qui aboutissait à des manœuvres onanistiques.

Dans tous les cas de *fétichisme des étoffes* que j'ai eu personnellement l'occasion d'observer, le culte fétichiste visait toujours une étoffe qui est bien réellement, par le fait de l'usage la consacrant surtout à la femme, un objet de toilette féminine.

C'est dire que cet amour est imprégné de sexualité et que, pour le fétichiste, l'objet de son adoration n'acquiert sa valeur que parce qu'il en associe l'idée, ou l'image, à celle de la femme. Et, d'ailleurs, il faut bien avouer que sans cette accommodation symbolique le phénomène échapperait à toute interprétation.

Cependant, von Krafft-Ebing, dont l'expérience est si grande en cette question, pense que l'amour des étoffes ne se double pas toujours de l'idée de sexualité.

Mais une remarque est ici nécessaire. Il est des personnes nerveuses, impressionnables, hyperesthésiques d'une façon générale et, surtout, d'une sensibilité tactile exaltée, qui trouveront une jouissance particulière, dont l'acuité est parfois telle qu'elle va presque jusqu'à la douleur, à palper une étoffe soyeuse, à frôler de la main le velours, un duvet délicat, surtout une fourrure, à rebrousser ou à lisser les fins poils de la robe d'un félin, etc. Elles pourront rechercher ces sensations sans être pour cela des fétichistes, c'est-à-dire, sans être obligées d'y avoir recours pour éveiller leur sensualité.

Je persiste à croire que, dans tous les cas de véritable fétichisme des étoffes, l'objet fétiche est en quelque sorte *sexualisé* et c'est pour cela qu'il est l'élément à la fois nécessaire et suffisant de l'excitation sexuelle.

Certains fétichistes ne rêvent que des *dessous féminins* et restent indifférents, ou à peu près, vis-à-vis de la femme ; leur frigidité est absolue quand les *dessous rêvés* font défaut.

C'est le cas de cet homme de lettres dont j'ai rapporté, ailleurs, l'observation détaillée (1).

Ce malade, qui s'était surmené par des travaux littéraires poursuivis avec une sorte de fièvre, était de haute stature, de constitution vigoureuse et d'aspect très viril. La femme l'avait cependant toujours laissé indifférent, mais non le raffinement d'élégance dont elle s'entoure.

Il n'a jamais songé à se marier ; n'ayant aucun goût pour les relations sexuelles, il est parvenu jusqu'à l'âge de trente-six ans, sans avoir, assure-t-il, accompli une seule fois le coït.

Il lui est arrivé de se laisser séduire par la démarche d'une courtisane : il la suivait, charmé par la richesse du cos-

(1) Paul Garnier, *La folie à Paris*, 1890.

tume qui lui faisait deviner la *finesse* des *vêtements de dessous*, son appétition se concentrant sur les chemises de batiste garnies de dentelles, les corsets de satin, les jupons soyeux aux fines broderies, les bas de soie, etc., enfin, sur tout ce qui est fin, élégant, coquet ; c'est l'*enveloppe* de la femme qui lui plaît et non la femme elle-même.

Il se présentait quelquefois dans des magasins où se débitent les articles de la toilette féminine. Il éprouvait une véritable volupté à les toucher.

Il fit ainsi plusieurs acquisitions ; il entassait ces objets chez lui, les contemplait avec amour, tout en se disant qu'ils étaient compromettants et pouvaient faire penser à des goûts de pédérastie, ce dont il se défend avec énergie et sur un ton d'absolue sincérité.

Il n'a jamais été attiré vers l'homme, mais il a des pudeurs féminines. Entrer dans un urinoir a toujours été pour lui une grosse affaire. Il ne s'y présente jamais lorsque l'une des cases est déjà occupée. Il faut qu'il soit seul. Lui survient-il un voisin, il est horriblement gêné et l'acte de la miction est entravé.

« Mes aspirations, confesse-t-il, d'abord vagues, prirent corps sous forme de ce désir : m'incarner en un être au costume hydride, portant bas de soie, corset, jupon et déshabillé traînant. Ignorant des *dessous féminins*, j'essayais d'abord de me renseigner auprès des femmes qui font trottoir. Elles étaient horriblement fagotées.

« J'en vins à stationner longuement devant les étalages des riches magasins, j'inspectais les pièces de lingerie, les corsets enrichis de broderies et de dentelles ; les chaussures de femme avaient aussi mon attention. Toutes ces devantures étaient trop peu souvent renouvelées au gré de ma passion grandissante.

« Je m'adressai alors aux journaux de modes et j'en achetai régulièrement deux par semaine. Les annonces de la fin me charmaient autant que la description des nouvelles toilettes.

« J'aurais souhaité, par-dessus tout, entrer dans ces sanctuaires interdits au sexe fort, chez les spécialistes qui président à la confection de ces mille riens qu'ambitionne la femme préoccupée de se parer.

« J'aurais voulu voir comment on procède chez C... pour enseigner la beauté, chez B... pour transformer en blondes dorées les noires filles du Midi, etc...

« Je rôdais autour des magasins du Louvre, comme une dame qui a envie d'y entrer, mais qui a peur de s'y laisser aller à la dépense...

« Cependant, j'en vins à détester les coiffeurs et leurs ciseaux maladroits. J'aurais désiré pour cet office la main plus douce et plus artistique des femmes...

« J'aurais souhaité, *proh pudor*, être femme de chambre d'une élégante mondaine, faire à ma maîtresse quatre toilettes par jour, ou en subir quatre moi-même. »

Ce cas nous place tout près du *fétichisme du costume* (1), sur lequel Krafft-

(1) M. Motet a été récemment consulté au sujet du curieux cas suivant : Un jeune homme apparte-

Ebing s'étend dans la nouvelle édition de son ouvrage si documenté : *La psychopathie sexuelle.*

J'ai observé un exemple des plus nets de ce fétichisme.

Laurent P..., âgé de trente-trois ans, employé, fils d'une mère mélancolique qui s'est suicidée par les vapeurs de charbon, porteur de nombreux stigmates physiques de dégénérescence, était connu dans ces dernières années comme un original dans son quartier, où on l'avait surnommé *l'amoureux*

nant à une bonne famille n'éprouvait d'excitation génitale qu'à l'aspect d'une femme *en costume de mariée.* Le vêtement seul éveillait sa sensualité, la femme qui le portait le laissait totalement indifférent. Pour satisfaire sa passion fétichiste, il passait une partie de ses journées aux abords du Bois de Boulogne, à la porte des restaurants où se rendent les cortèges nuptiaux. (*Communication orale.*)

des nourrices et des bonnes d'enfant.

Il rôdait sans cesse dans les squares, frôlant les nourrices, extasié devant elles. Afin de se débarrasser de ses obsessions, ces femmes avaient fini par s'entendre entre elles pour le ridiculiser et l'amener à quitter la place.

Laurent P..., irrité par cette hostilité, finit par riposter et, à la suite d'une scène désordonnée, il fut conduit à l'Infirmerie spéciale.

Là, nous eûmes l'explication des importunités tenaces de cet homme.

De tout temps, le *costume* de nourrice et de bonne d'enfant l'avait séduit. Ce n'était pas telle ou telle pièce de l'ajustement qui le charmait, c'était l'ensemble qui le *grisait.*

Dès qu'il eut atteint l'âge d'homme, il ne songea point aux relations sexuelles avec la femme qui représentait à ses yeux, en son costume au moins, le type idéal. Il recherchait les nourrices *pour s'en faire une société*, selon son expression, et cette société avait pour lui des charmes incomparables.

Rentré dans sa chambre solitaire, il évoquait l'image du costume de bonne d'enfant, et cette représentation mentale provoquait l'orgasme génital.

« Ça ne m'a jamais dit, nous déclarait Laurent P..., de coucher avec une femme, même avec une nourrice, ou une bonne d'enfant. *Ce que j'aime, c'est l'habillement!* »

Le fétichisme du costume féminin qui, dans ce dernier fait, a jeté son dévolu sur un *type* d'ajustement et dédaigne tous les autres vêtements de la femme, même les plus élégants et les plus riches, va parfois jusqu'à l'irrésistible obsession de se couvrir des effets de la toilette féminine, sans que ce goût réponde d'ailleurs à des penchants homo-sexuels.

On amena un jour à l'Infirmerie spéciale un jeune boucher, Louis J..., dont l'accoutrement était des plus singuliers. Sous un paletot ample, il portait : 1° un corsage de drap noir ; 2° un dessus de corset ; 3° un corset ; 4° une camisole ; 5° une collerette ; 6° un tricot de tissu léger ; 7° enfin, une chemise de femme. Il portait aussi des bas fins et des jarretières.

A dix ou onze ans, il s'était senti *frappé*, me dit-il, et il n'avait plus eu qu'une pensée : revêtir la chemise de sa sœur, plus âgée que lui de quatre ou cinq ans.

Il a gardé le plus vif souvenir des années de son adolescence où, s'échappant de la boutique de son père, il montait en hâte dans la chambre de sa sœur et, charmé et comme angoissé tout à la fois, il passait vivement la chemise de la jeune fille. Au contact du linge, son excitation voluptueuse était extrême et arrivait au spasme éjaculatoire.

Puis, il reprenait avec tristesse ses vêtements, redescendait dans la boucherie et se remettait au travail.

Dès qu'il eut la liberté de se vêtir à sa guise, sans être gêné par ses parents, il acheta, d'abord, des chemises de femme, puis les autres effets dont nous avons parlé.

Ainsi recouvert d'habits féminins, il ne pense jamais à l'homme, et il paraît absolument sincère lorsqu'il nie tout penchant homo-sexuel.

Louis J... avait fini par avoir toute une garde-robe de femme; et s'étant réduit à la misère par ses acquisitions coûteuses et répétées, il avait pensé au suicide.

A l'Infirmerie, il me suppliait de l'autoriser à porter un costume féminin.

Il faut se garder de confondre avec le fétichisme certains actes de la plus répugnante perversion.

Les individus dépeints sous le nom de « *Renifleurs* » (1), de « *Stercoraires* » (2), sont ordinairement, quand leur cas relève du médecin, non pas des obsédés,

(1) Tardieu, *Étude médico-légale sur les attentats aux mœurs*, 7e édition, Paris, 1878.

(2) Taxil, *La prostitution contemporaine.*

mais des affaiblis, des cérébraux, des séniles ou de véritables déments.

Je ne saurais trop dire, d'après les détails d'une observation relatée par von Krafft-Ebing, si le notaire qui en fait l'objet doit être rangé dans cette catégorie ; c'est toutefois probable.

Cet officier ministériel, connu comme un original et un misanthrope, adonné à l'onanisme, avait l'habitude de stimuler ses désirs sexuels en prenant un certain nombre de feuilles de papier de latrines dont il s'était servi. Il les étalait sur la couverture de son lit, les regardait, les reniflait, jusqu'à ce que l'érection se produisît.

A sa mort, on trouva, près de son lit, un grand panier rempli de ces papiers. Sur chaque feuille il avait soigneusement noté la date !

II. — FÉTICHISME D'UNE PARTIE DU CORPS DE LA FEMME.

J'arrive maintenant à des faits où la forme pathologique du fétichisme vise, non plus tel ou tel objet de la toilette féminine, mais une partie du corps de la femme, l'un des attributs spéciaux de son sexe.

L'amour morbide en devenant plus *personnel*, plus *corporel*, si je puis ainsi dire, n'en ressemble pas plus au besoin naturel du rapprochement sexuel.

Les *cheveux de la femme* — et leur disposition, leur arrangement particulier, leur couleur, leur odeur, ne sont pas, ici, chose indifférente, — ont le privilège d'éveiller chez des dégénérés, pervertis sexuels, cet amour fétichiste, exclusif de tout autre, le plus ordinairement.

De récentes et curieuses observations ont fait connaître les étranges procédés des *collectionneurs de mèches de cheveux de femme*, ou des *coupeurs de nattes*, dont il m'a été donné d'examiner deux types fort intéressants. Tous deux étaient l'objet de poursuites judiciaires.

Le premier, un sieur P..., dégénéré héréditaire, dont M. Motet a lu la très intéressante observation à la Société de médecine légale (1), avait été arrêté à une station d'omnibus, au moment où, armé d'une paire de ciseaux et serrant

(1) Motet, *État mental de P... poursuivi pour avoir coupé les nattes de plusieurs jeunes filles.* (*Ann. d'hyg. et de méd. lég.*, 1890, tome XXIII, p. 231.)

de près, dans la foule, une jeune fille, il lui coupait les cheveux tressés en nattes qui retombaient sur les épaules.

On trouva au domicile de P..., dont toute l'existence n'a guère été qu'un tissu de bizarreries, une grande quantité de nattes recueillies de la même façon. Tous les soirs, il les sortait du tiroir de la commode où il les rangeait avec amour, appliquait ces cheveux sur ses organes génitaux et, ivre de bonheur, au comble de l'excitation sensuelle, il entrait en érection.

Le second est un sieur M..., âgé de vingt-six ans, employé, faible d'intelligence, frère d'épileptique.

Il avait été arrêté, un jour de Mi-carême, sur le boulevard des Italiens, où se pressait une foule compacte. Il fut surpris coupant, à l'aide de ciseaux, les cheveux d'une jeune fille que celle-ci portait flottants sur les épaules.

Lorsqu'on le fouilla, on trouva sur lui trois petits papiers repliés en sachets et renfermant, chacun, des mèches de cheveux. Il avoua qu'il venait de les couper, un instant auparavant, dans la foule. Neuf autres papiers, présentant la même disposition, mais vides, étaient évidemment destinés à recevoir le même contenu.

M..., que le parquet déféra à mon examen, était, m'avoua-t-il, *travaillé depuis longtemps par l'amour des cheveux de femme.*

L'obsession fétichiste remontait à la douzième année environ.

A l'âge de dix-sept ans, cette obsession lui avait déjà occasionné une mésaventure.

Il était dans le jardin des Tuileries, lorsque des agents, en observation, le virent se presser contre une fillette absorbée par le spectacle qui se donnait au petit théâtre Guignol...

Silencieusement, amoureusement, il roulait entre ses doigts les cheveux de la jeune fille.

A un moment donné, les gardiens s'avancent et l'un d'eux, saisissant à pleine main, à travers le pantalon, la verge de M... en complète érection, l'appréhende en lui disant : « Enfin, on vous tient... Depuis le temps qu'on vous surveille! »

Poursuivi pour outrage public à la pudeur, M... fut condamné à trois mois de prison.

Cette fois-ci, il a, comme P..., bénéficié d'une ordonnance de non-lieu.

Dégénéré et véritablement faible d'esprit, c'était en outre un obsédé, un malade, qu'il fallait traiter et non punir. Il fut dirigé sur l'asile Sainte-Anne, d'après les conclusions de mon rapport.

Von Krafft-Ebing cite, de son côté, un cas de fétichisme de nattes de cheveux.

X..., appartenant à une classe sociale très élevée, commença à se sentir puissamment attiré, dès l'âge de huit ans, par les cheveux des femmes, surtout des jeunes filles.

Les fausses nattes, même, l'excitaient; mais il préférait les vraies. Quand il en pouvait toucher, il se sentait tout heureux, y posait ses lèvres.

Il rédigeait des articles, faisait des

poésies sur la beauté des cheveux des femmes ; il dessinait des nattes et se masturbait en même temps. Quand il voyait des nattes bien touffues, noires et solidement tressées, il éprouvait une envie folle de les porter à ses lèvres et de les mordre. Si cela lui était impossible il se sentait malheureux jusqu'au *tædium vitæ*. Il essayait alors de se dédommager en invoquant dans son imagination l'image d'*aventures de nattes* et en se masturbant en même temps.

Souvent, dans la rue, au milieu d'une bousculade de la foule, il ne pouvait se retenir de poser un baiser sur la tête des dames. Cela fait, il courait chez lui pour se masturber.

Parfois, il réussissait à résister à cette impulsion; mais, alors, il était forcé, oppressé d'une angoisse très vive, de prendre la fuite pour échapper au cercle magique du fétiche.

Une fois seulement, il eut l'obsession de couper la natte d'une jeune fille. Il éprouva pendant cette tentative une vive anxiété, ne réussissant pas avec son canif et échappa avec peine au danger d'être pris.

Des pervertis sexuels ont le *fétichisme des fesses des femmes.*

Bon nombre d'entre eux sont ces *frotteurs* qui se tiennent partout où la foule s'amasse ; ils fréquentent les stations d'omnibus, à la tombée de la nuit surtout ; ...., s'approchant des femmes aux formes saillantes, de préférence, ils se *frottent* contre leur derrière, et, au paroxysme de la passion, vont jusqu'à sortir leur verge pour opérer le *frottage* avec cet organe.

L'un de ces pervertis sexuels, arrêté à la station d'omnibus de l'Étoile, racontait, tout en pleurant, en se lamentant, qu'il avait longtemps résisté, mais qu'à la vue d'une dame dont le derrière était très saillant, il avait été *comme ébloui*. Soumis à un examen médical, il fut, après une ordonnance de non-lieu, envoyé à Sainte-Anne (1).

Voici maintenant des faits plus graves en eux-mêmes, plus étranges et plus déconcertants encore, faits qui sont tels qu'ils feraient, comme le dit Casper à propos des mœurs honteuses des pédérastes, désespérer de la nature humaine, si avec la pathologie spéciale que nous étudions ici, il ne fallait, par

(1) Magnan, *Recherches sur les centres nerveux*, 1893.

avance, se préparer à toutes les surprises, et s'attendre aux aberrations les plus invraisemblables.

La qualification de *perversion sexuelle fétichiste* convient-elle bien aux cas dont je vais parler? On pourra peut-être le contester et, cependant, on ne méconnaîtra pas qu'on y retrouve le trait caractéristique des obsessions sexuelles fétichistes, à savoir l'accaparement, au profit d'un objet, ou bien d'une partie du corps, des sensations génésiques qui ne s'éveillent et se développent qu'à leur vue, à leur contact ou à leur simple représentation mentale.

Mais on doit convenir qu'il y apparaît comme un désir sadique auquel le fait que je vais citer emprunte sa sauvage cruauté. C'est bien de ce désir qu'on peut dire qu'il est frère de l'assassinat (Goïres).

Au mois de juin 1891, on amenait à l'Infirmerie spéciale un jeune homme de vingt ans, sous la qualification de *mangeur de chair humaine*.

Les faits consignés au procès-verbal sont ceux-ci :

L..., Eugène, journalier, avait été trouvé assis sur un banc où des gardiens de la paix avaient remarqué avec stupéfaction que, d'un coup de ciseaux, il découpait, dans son bras gauche, un large fragment de peau.

On le questionne sur les motifs de cette mutilation, tout en le conduisant au poste. Il déclare que, depuis longtemps, il a l'envie de manger un lambeau de la *peau blanche et fine d'une jeune fille ;* que, tout à l'heure, il a suivi, pendant plusieurs heures, les ciseaux en main, une jeune fille, prêt à se jeter sur elle, pour tailler *dans sa belle peau blanche et satinée*, un vaste morceau qu'il aurait mangé avec délices... La peur d'être entravé dans cet acte, par la foule, l'avait, seule, arrêté.

L..., qui n'a pas le crâne mal formé, ni la face asymétrique, est fils d'un père épileptique, mort subitement, et vraisemblablement dans une attaque comitiale. Il a une sœur très faible d'intelligence.

Il a uriné au lit jusqu'à l'âge de seize à dix-sept ans, et s'est révélé avec les pires instincts dès le premier âge. De caractère brutal et violent, il était redouté et réputé dangereux, partout où il est passé.

Il a reçu une instruction primaire, mais s'est fait renvoyer à peu près de toutes les écoles par son indiscipline, sa méchanceté systématique.

De très bonne heure, il s'adonna à l'onanisme.

Il a toujours beaucoup aimé la lecture ; *il lit de préférence les livres de piété*. L... est, en effet, dévot, superstitieux, mystique. Il s'impose des mortifications lorsqu'il s'abandonne trop souvent à la masturbation.

Ses organes sexuels sont d'un développement normal.

Vers l'âge de douze à treize ans, Eugène L... eut une impulsion qui devint, par la suite, de plus en plus obsédante et impérieuse. La vue d'une jeune fille, jolie, à la peau fine, blanche et délicate, provoquait chez lui une excitation génitale, devenait l'objet d'un désir ardent : *mordre et manger un morceau de la peau de cette jeune personne*. Il ne pensait plus qu'à cela, combinant des projets pour arriver un jour à satisfaire sa passion, même au prix de sa liberté, de sa vie, *pourvu qu'on lui laissât le temps d'opérer*. Il avait fait l'achat de *forts ciseaux* dans le but d'aller plus vite en besogne, de détacher hâtivement un large lambeau de *peau virginale* qu'il mangerait ensuite avec délices.

Il a épié, ainsi, plusieurs jeunes filles, qui n'ont dû qu'à un simple hasard de n'être pas attaquées par cet affamé de chair *puellarum*, sorte de vampire guettant sa proie.

Aucune idée, d'ailleurs, de rapports sexuels ; il n'a jamais pratiqué le coït et n'est point désireux de s'initier.

L... me disait, à ce sujet, qu'on pourrait le laisser sans danger en compagnie d'une jeune fille et *qu'il ne songe-*

rait même pas à y toucher, *si ce n'est pour manger un morceau de sa peau au cas où elle l'aurait à sa convenance, c'est-à-dire absolument blanche, fine et délicate.*

Toutes les jeunes filles ne lui plaisent pas pour cette raison et il se montre très difficile. Eugène L... n'a donc jamais trouvé encore l'occasion assez favorable pour passer à l'acte. Le besoin le torture, il fait des efforts considérables pour y résister...

Depuis près d'un an, il a d'ailleurs recours à des procédés qui, *sans tromper absolument sa faim de peau virginale*, calment, quelque peu, l'ardeur de son étrange appétition.

Lorsqu'il a désiré jusqu'à la frénésie se ruer sur une jeune fille pour lui enlever un lambeau de chair avec ses forts ciseaux, dont il ne se sépare jamais, il tourne, comme il dit, sa rage contre lui-même et, d'un coup des deux lames, il détache un morceau de sa peau, au niveau des parties du corps où elle a le plus de finesse et le plus de rapports, par conséquent, avec le délicat épiderme de la jeune fille désirée... Il porte aussitôt cette chair sanglante à sa bouche et la mange avec volupté, se donnant de son mieux, à ce moment, l'illusion que c'est de la peau féminine et entrant aussitôt en érection à cette représentation mentale.

C'est à ce dérivatif qu'il avait recours, lorsque les agents l'avaient abordé, boulevard du Temple.

Eugène L... m'avoua sans grand embarras, qu'il avait été sur le point, à plusieurs reprises, de bondir sur la jeune fille qu'il suivait depuis plusieurs heures. Il aurait voulu en finir, *apaiser une bonne fois sa faim*. La foule était trop grande; on ne l'eût pas laissé faire; alors, il a dû se résigner à aller, un peu à l'écart, employer le moyen dont il se sert en pareil cas.

Le corps de L.... porte de nombreuses plaies ou cicatrices provenant des *découpures* qu'il a exécutées sur sa personne; plusieurs ont été profondes et représentent une perte de substance assez considérable, comprenant l'épiderme, le derme et une couche de tissu cellulaire sous-jacent, autant de morceaux que L.... a déglutis avec délices. Les parties auxquelles il s'est le plus attaqué, ainsi qu'en témoigne la photographie que j'ai fait prendre par M. Bertillon, sont la face interne des bras et avant-bras, des cuisses et des jambes et enfin le ventre.

Il faut dire que L... n'offre aucune anesthésie, aucune analgésie cutanée. Il éprouve une très violente douleur pendant l'ablation du morceau de chair et dans les heures qui suivent. Mais, dit-il, l'idée et l'acte de manger un peu de sa peau lui rappelant la jeune fille, objet de sa convoitise, lui donnent un tel bonheur, qu'il est bien payé ainsi de quelques heures de vive souffrance. Quand le sang coulait abondamment, sa volupté était grande à se dire que le sang de la jeune fille coulerait ainsi. « Oh ! si c'était elle ! »

La vue d'un instrument tranchant, d'une lame qui brille, rappelle et aiguise l'obsession, parce qu'il y trouve la représentation mentale de ce qu'il ferait ou pourrait faire avec cette arme : et ce rapport s'établit aussitôt dans son esprit : *Cela couperait si bien la peau dont j'ai envie.* Il éprouve alors un vertige d'angoisse, son cœur bat, il a l'estomac serré, il a les tempes mouillées de sueur.

Voici ce qu'il m'écrivait, à la date du 8 juin 1891 :

« Lorsque je vois une belle lame qui brille, cela produit sur moi un effet terrible, *cela me porte sur les nerfs* et je ne suis plus maître de moi... Je ressens une rage folle. J'ai alors, plus que jamais, l'idée de sauter sur les jeunes filles à peau bien blanche, pour dévorer cette peau que j'aime tant. Il m'arrive d'en suivre pendant un bon moment, *les ciseaux ouverts à la main,* prêt à m'élancer pour enfoncer les lames dans leur chair, en détacher un morceau et le dévorer. Dans cet instant suprême je conserve encore une certaine force, qui faiblit de jour en jour, et pour ne pas succomber, c'est indispensable pour moi de me couper de la chair, de la manger et de boire le sang qui en découle.

« Je vous assure que je ne suis poussé par aucune méchanceté et, pourtant, je crains bien qu'il n'arrive un moment où je ne sois plus maître de résister.

« Je sens bien que c'est une sorte de folie, mais qui ne m'empêche pas de raisonner comme tout le monde et, malgré cela, je suis étonné de n'avoir pas frappé encore une jeune fille à *peau bien blanche et bien fine,* tellement c'est fort en moi. »

Il faut donc bien le noter, l'impulsion

obsédante a pour objet la peau blanche et fine : lorsque L... a fait son choix, il entre immédiatement en érection, tout en s'attachant aux pas de la jeune fille, mais il n'a aucun désir de la posséder, de cohabiter avec elle, et lorsqu'il se rejette, à défaut de l'autre, sur sa propre chair et qu'il tient le lambeau entre les dents, qu'il le mâche, il a une éjaculation par le seul fait que sa pensée se porte, à ce moment, sur la peau délicate de la jeune fille convoitée.

L'acte d'ablation du morceau de chair est précédé d'une sorte de trouble angoissant et suivi, comme dans tous les cas d'idée fixe recevant enfin son accomplissement, d'une grande détente, d'un véritable soulagement.

Il est à peine besoin de dire que j'ai conclu à la nécessité d'enfermer et de conserver longtemps dans un asile d'aliénés ce perverti sexuel aux impulsions si dangereuses.

Eugène L... a été interné à l'asile Sainte-Anne (1), où il fit, par la suite, une tentative de suicide par strangulation.

J'ai rencontré des dégénérés obsédés, impulsifs, qui se sentaient envahis, à la vue d'une jeune fille dans tout l'épanouissement de sa fraîcheur et de sa beauté, du désir de la poignarder, de voir couler son sang et de le boire, avec orgasme génital concomitant de ce désir...

L'un d'eux me disait :

« La vue d'une jeune et belle fille me

(1) Cet intéressant malade a été présenté aux leçons cliniques de l'asile Sainte-Anne, par M. Magnan dans le service duquel je l'avais envoyé (Magnan, *Recherches sur les centres nerveux*, 1893).

suggère l'idée de la posséder par la force. Puis, cette idée change. Je voudrais lui enfoncer un poignard dans son beau corps pour *voir couler son sang et le boire,* me réjouir de ses spasmes, de ses contractions, de ses soupirs... Il me semble qu'après cela je serais soulagé. La mort me serait douce, tellement cette envie horrible me torture. Dire qu'il me faut un crime pour calmer mes nerfs! »

Je ne crois pas devoir insister davantage sur ces impulsions homicides, imprégnées à vrai dire de sexualité, mais où le fétichisme proprement dit n'apparaît pas très nettement, malgré l'excitation génitale qui se développe chez ces malades à l'idée de verser le sang d'une jeune fille et de se repaître de cette *chair coulante.*

II

Fétichisme homo-sexuel de l'Inverti

II

FÉTICHISME HOMO-SEXUEL DE L'INVERTI

Dans les faits de perversion fétichiste du sens génésique dont il vient d'être parlé, l'obsession morbide spéciale se traduit par des égarements de sexualité qui détournent l'amour de son but physiologique, l'union de l'homme et de la femme.

Mais c'est toujours, selon la loi naturelle, le sexe contraire qui émeut et sollicite, et si on l'aime mal, c'est encore lui pourtant qu'on aime, à travers toutes les fantaisies plus ou moins graves du fétichisme. C'est toujours lui qui attire et subjugue, quoique son influence vienne s'exercer sur une sensibilité génésique originellement pervertie qui vicie et *stérilise* — le mot n'est pas impropre — les manifestations singulières de cet amour.

Le *perverti* sexuel, dans ses pires égarements, *ne se trompe pas de sexe.* Cette erreur totale, tératologique, est le lot de l'*inverti.*

L'amour morbide qui pousse l'homme vers l'homme ou la femme vers la femme a aussi, le cas est assurément curieux, ses passionnés fétichistes.

Il ne peut, bien entendu, être question ici que de l'*inverti-né* et non des pédérastes vulgaires, individus acquis par démoralisation à un vice qui contamine certains milieux sociaux, suivant les pays et suivant les époques de l'histoire.

L'*inverti-né* est toujours un malade dont les tendances doivent être à peu près irrésistibles, puisqu'il est jeté dans la vie moralement dépouillé du sexe qu'il extériorise seulement, ayant au dedans de lui-même, par suite d'une hésitation formative ou d'une mystérieuse transposition constitutionnelle, le sexe opposé à celui que sa nature physique affiche.

Casper (1) avait déjà fait la remarque qu'il s'agit là d'une disposition innée, en vertu de laquelle l'âme d'une femme se trouve enveloppée dans le corps d'un

(1) Casper, *Ueber Nothzucht und Pæderastie*. 1852.

homme, suivant l'expression de Karl Heinrich Ulrichs.

I. — FÉTICHISME HOMO-SEXUEL DES OBJETS.

Ainsi que l'observe Moll, le fétichisme du mouchoir existe chez les invertis comme chez les hétéro-sexuels, de telle sorte qu'on se trouve en présence d'une double aberration, le penchant sexuel pour l'homme et le fétichisme du mouchoir.

De même que le fétichiste du mouchoir de femme ne trouve pas de satisfaction dans le coït, de même le fétichiste uraniste ne peut avoir de jouissance que par le mouchoir de l'homme.

Cet auteur a soigné un ouvrier de constitution vigoureuse et de belle stature qui lui avoua n'avoir jamais eu de penchant pour la femme.

Par contre, les beaux hommes l'excitaient d'une façon toute particulière. Jamais il n'avait pratiqué la pédérastie ni la masturbation mutuelle, mais il s'adonnait souvent à l'onanisme solitaire. Sa plus grande jouissance était de voler le linge, le mouchoir d'un bel homme, d'y envelopper son pénis et de se masturber ainsi... Lorsqu'il n'avait pas de mouchoir à sa disposition, il se masturbait en évoquant l'idée d'un mouchoir ou d'un autre linge d'homme.

... Les rêves érotiques du malade ne portaient que sur des linges d'homme et provoquaient alors l'éjaculation.

Un malade de Krafft-Ebing adorait, dès l'âge de quatre ans, les bottes bien cirées des écuyers et en rêvait même pendant son sommeil ; il éprouvait de l'aversion pour l'amour tel que le pratiquent les pédérastes, mais il présentait en même temps, d'une façon très nette, les phénomènes de fétichisme et de *masochisme* envers les hommes. Ainsi, il aimait embrasser les bottes de ses domestiques, les cirer, les ôter de leurs pieds, etc.

« Je connais, dit Moll, un cas de fétichisme de la bottine chez un uraniste, cas qui me fut obligeamment communiqué par un agent de l'autorité.

« Il s'agit d'un homme instruit et dans une belle position, qui persécutait un officier par des lettres dans lesquelles il demandait principalement *la permission de lui cirer ses bottes*. L'homme, qui, d'après un observateur compétent, était un uraniste déclaré, rédigeait ces lettres sur un ton tout à fait passionné et força l'officier à s'adresser aux autorités pour se débarrasser de son correspondant. »

Enfin, chez l'homo-sexuel, il y a, comme chez l'hétéro-sexuel, le *fétichisme du costume*.

Un autre uraniste dont parle, mais sans donner plus de détails, le même observateur, ne pouvait avoir de rapports avec un autre homme que si celui-ci portait *des bottines vernies et des bas noirs*.

J'ai rencontré parmi des prévenus, pédérastes-nés que la justice m'avait chargé d'examiner, l'obsession fétichiste homo-sexuelle du costume.

J'ai relaté ailleurs un cas de *fétichisme de la blouse* (1) qui se rapporte trop au sujet que je traite ici pour que je ne reproduise pas les parties essentielles de cette observation médico-légale :

L..., Gustave, trente-deux ans, domestique, inculpé de tentative d'assassinat sur un sieur X..., son co-pédéraste, qu'il accusait depuis longtemps d'infidélité, est un homme de moyenne stature, d'un développement physique normal.

Il a pourtant reçu, avec la vie, les plus fâcheuses dispositions. Son père est mort dans un asile d'aliénés. Il avait un frère qui a disparu pendant la guerre franco-allemande ; on assure qu'il était atteint d'épilepsie. Enfin, un

(1) Paul Garnier, *La folie à Paris*. J.-B. Baillière, 1890.

cousin germain a été frappé d'aliénation mentale.

L'enfance de L.... aurait été exempte de maladie grave ; mais, son tempérament était nerveux, son caractère impressionnable et instable.

En 1878, il fut atteint d'une première attaque d'épilepsie. Il faisait à cette époque son service militaire ; sa névrose bien constatée lui valut la mise à la réforme. Est-ce bien, en réalité, à cette époque qu'il convient de faire remonter les premières manifestations du mal comitial ? Nous penserions plutôt que l'épilepsie est apparue à une date bien antérieure. En effet, L... urinait fréquemment au lit pendant son adolescence et c'est, sans doute, à des crises nocturnes qu'il faut attribuer ces mictions involontaires et inconscientes.

Quoi qu'il en soit, ce qu'il importe de noter, c'est que l'inculpé a éprouvé, dès le plus jeune âge, d'étranges propensions sur lesquelles nous devons maintenant insister.

A dix ans, L.... s'aperçut, pour la première fois, que le contact, sur sa joue, de la barbe d'un homme qui l'embrasse lui fait ressentir une impression singulière. Il est tout troublé, envahi par une émotion voluptueuse.

« Je me souviens, dit-il, que cela me piquait le plus agréablement du monde et je recherchai, dès lors, les occasions de renouveler cette jouissance. Bientôt ce fut la vue d'un individu occupé à uriner qui me passionna. Je faisais tout ce que je pouvais pour apercevoir ses organes génitaux, et quand j'y parvenais, j'étais en proie à une grande surexcitation qui me poussait à la masturbation. »

L'impulsion ne va pas tarder à se préciser.

A treize ans, son regard s'attache avec insistance sur certains hommes qui lui plaisent ; ce sont des ouvriers aux allures mâles et *revêtus de leur costume de travail* :

« *Une blouse bien portée*, remarque L..., *a toujours été mon caprice.* »

Par la simple représentation mentale d'un individu qu'il pare des attributs qui le charment, il éprouve l'orgasme génital.

Pendant le peu de temps qu'il est resté sous les drapeaux, il a pu constater que l'uniforme le laissait indifférent. *C'est la blouse de l'ouvrier qui l'émeut et l'attire.*

Nous insistons à dessein sur la spécialisation de l'appétition qui a, en pareille occurrence, une valeur de premier ordre. On retrouve là, en effet, le caractère de fixité de l'impulsion maladive avec sa tyrannie inexorable.

De même que dans la plupart des cas analogues, la cohabitation avec la femme est plus que reléguée au second plan; L.... n'éprouve aucun désir pour les relations sexuelles normales. Sans aller jusqu'à la répulsion véritable, il est à peu près indifférent. Il a bien eu des maîtresses de passage, mais c'était, il le reconnaît, pour en tirer vanité auprès de ses camarades et *pour faire comme eux*.

Afin de mieux permettre de juger jusqu'à quelles étranges aberrations génésiques L... en est arrivé, il nous faut reproduire quelques extraits des notes qu'il nous a remises. Le cynisme en serait révoltant si l'on perdait de vue la perversion maladive pour ne s'attacher qu'à la constatation d'un vice honteux et dégradant.

Parlant de la maîtresse qu'il a eue, il écrit ceci :

« Cette femme avait des bontés pour moi et je lui en étais reconnaissant ; mais, à vrai dire, ce n'était pas pour elle que je la voyais et que j'entretenais des relations avec elle, *c'était pour l'amant* qu'elle a eu : Combien j'aurais payé cher pour être aimé de celui qu'elle n'aimait plus et que, moi, j'adorais de toutes les forces de mon être, sans qu'il s'en soit jamais douté ! *J'étais heureux de passer sur ses brisées*. Je prenais satisfaction, moi, jeune homme de vingt-trois ans, avec cette femme de quarante-six ans, en *pensant à cet homme vêtu d'une blouse*. Dans mes rapports intimes, c'était toujours lui que j'avais devant les yeux ; c'est avec lui que je m'imaginais être, et c'est seulement avec *l'idée* que j'avais de lui, à ce moment, que je parvenais à me satisfaire. »

Bientôt néanmoins, il laissera cette femme pour se remettre à la recherche des *beaux ouvriers*, suivant son expression. Dans toutes les maisons où il se place comme domestique, on remarque ses sorties fréquentes et on le renvoie au bout de peu de temps.

Un soir, aux Champs-Élysées, L..., *en quête de l'homme vêtu d'une blouse*, rencontre celui auquel il va tout de suite vouer une passion ardente. Il raconte, en des termes enthousiastes, les pratiques d'onanisme mutuel et de pédérastie exécutées avec cet individu. A dater de ce jour, il n'a plus qu'un désir, plus qu'une préoccupation : se retrouver, à chaque instant, avec l'homme *dont il ne peut plus se passer*.

« Je fus, nous dit-il, depuis ce moment en proie à une véritable exaltation. Je sentais que j'en étais amoureux fou et que je ne pouvais plus vivre sans lui : Je devins extrêmement jaloux. M'étant aperçu qu'il allait avec des femmes, j'eus le cœur serré comme dans un étau. J'aurais voulu tuer la femme qui me l'enlevait et s'emparait ainsi de ma vie. Mes tourments furent si violents que j'eus la jaunisse et que je tombai malade. »

Après nous avoir fait le récit de ses reproches à l'être inconstant, de ses querelles de jalousie, des alternatives de rupture et de réconciliation avec « son amant », il s'écrie emphatiquement :

« Ah ! chers et tristes souvenirs ! comme j'embrassais ce beau corps, cette jolie figure où ne paraît pas une ride, cette bouche si fraîche faite pour les baisers, ces beaux yeux que j'adorais, ces joues si mignonnes, ce menton fait à ravir ! Comme tout cela crie vengeance ! Comme je devrais maudire cette amitié ardente qui a brisé ma vie ! Et cependant je l'aime toujours.

» Terribles souvenirs ! éloignez-vous de ma pensée ; que j'en boive l'oubli à pleine coupe. Ton indifférence me fait souffrir le martyre. Moi qui ai tout oublié pour toi, négligé mon avenir ! Enfin ! c'est peine perdue. J'ai assez prêché dans le désert... J'aurais voulu te défigurer. Je n'ai pas réussi... Tant mieux pour toi... J'en suis heureux. Profite de la vie. Quant à moi, je n'ai plus d'avenir ; mon point d'arrêt est fixé... Dieu seul me *justifiera* de mon insupportable existence. Ah ! visage adoré, puisses-tu retrouver autant d'affection... mais jamais...

» Je te dis adieu, cher, bien cher adoré Louis, à toi le seul être de ma pensée et pour qui je voulais vivre. Ton souvenir est gravé dans mon cœur et arrosé de mes larmes. »

Depuis quelques semaines, L...., absolument dominé par son étrange et maladive passion et en proie à tous les tourments d'une intolérable jalousie, subissait, ainsi que le démontrent tous les documents de l'enquête, une sorte de crise de détresse morale. Il ne dormait plus, s'exaltait sitôt qu'il se trouvait en présence de « son Louis », le suppliant de lui rendre son affection et l'avertissant qu'il ne sera plus maître de lui s'il se voit délaissé... Il arrive un jour chez X...; il est bouleversé, effaré... il le menace d'un revolver chargé dont il s'est muni.

« J'étais au désespoir, dit-il; j'aurais préféré à son indifférence un coup de poignard... C'était fini, je le voyais bien... Il ne voulait plus de moi. Je lui écrivis des lettres où je lui disais que j'allais mourir et j'eus, en effet, bien des fois l'idée de me pendre. Je lui ai fait des menaces de vengeance. Enfin, j'ai pris une décision énergique. Je résolus d'abîmer cette jolie figure que j'ai tant aimée et qui se livre à d'autres. Le jour où je l'ai poursuivi avec un rasoir dans le but de lui taillader le visage, de le défigurer plutôt que de le tuer, j'avais pris deux verres d'absinthe pour m'exciter et me donner le courage nécessaire..., etc., etc. »

L... est un pédéraste; loin de nier, d'ailleurs, ses habitudes honteuses, il les confesse avec une complaisante lubricité de langage.

Mais nous croyons pouvoir dire de lui que c'est un pédéraste d'un genre à part. Si les révoltantes pratiques auxquelles il se livre sont, d'une manière générale, le produit de dégradantes passions, il est juste de remarquer, néanmoins, que certaines aberrations du sens génital sont véritablement du domaine de la pathologie...

Plus on s'applique à étudier de près les individus qui nous offrent ces exemples de perversions et inversions sexuelles, et à reconstituer leur entière biographie, sans négliger de pousser la recherche jusque dans les antécédents héréditaires, plus on s'assure que, dans bien des cas, ces anomalies morales se relient étroitement à une tare, à l'état de dégénérescence mentale.

C'était là ce que Tardieu (1) faisait pressentir quand il écrivait en parlant des pédérastes :

« Il y aurait une attention plus sérieuse à donner à l'état mental de certains individus convaincus de pédérastie et chez lesquels la perversion morale pourrait aller jusqu'à la folie. »

Au surplus, l'inversion du sens génital est un syndrome épisodique, aujourd'hui décrit parmi les irrégularités fonc-

(1) Tardieu, *Étude médico-légale sur les attentats aux mœurs*, 7e édition. Paris, 1878.

tionnelles qui distinguent les dégénérés héréditaires, ainsi que l'établissent les beaux travaux de MM. Charcot, Magnan, Brouardel, Lombroso, Krafft-Ebing, Tarnowski, etc.

Un enfant de huit à neuf ans, qui éprouve une voluptueuse curiosité pour les nudités masculines, ressent une satisfaction singulière lorsque des poils de barbe effleurent sa joue, qui est poursuivi, un peu plus tard, *par l'idée captivante, obsédante, d'homme jeune vêtu d'une blouse,* est autre qu'un enfant vicieux ; on est en droit de dire que c'est un être prédisposé héréditairement aux déviations morales. De tels penchants surgissant à un âge où ils ne peuvent être le produit de la contamination du vice, relèvent d'une impulsion pathologique.

L...., avec son exaltation étrange, sa jalousie angoissante et morbide, ses crises de désespoir, apparaît comme un individu dévoyé, subissant le joug d'obsessions irrésistibles. — Véritable débile de l'intelligence par sa manière de juger les choses, il est, de plus, atteint d'une névrose grave et, à ce propos, il n'est pas inutile de noter, en passant, que la pédérastie est fréquente chez les comitiaux : on a même signalé la *variété épileptique* de ce penchant contre nature.

Gustave L...., qui présente un curieux exemple de jalousie amoureuse de l'homo-sexuel, a bénéficié d'une ordonnance de non-lieu. Il fut mis à la disposition de l'autorité administrative et interné dans une maison de santé pour y être traité à la fois de son épilepsie, de sa débilité mentale et de l'accès de dépression mélancolique où l'avait jeté *son désespoir d'amour*.

Dans le rapport médico-légal qui va suivre, la passion fétichiste homosexuelle pour les *bottes vernies* engendre les pratiques les plus bizarres. Il s'agit d'un inverti inculpé d'outrage public à la pudeur, que M. le juge d'instruction Paul Jolly nous chargea, M. le Dr Legras et moi, d'examiner au point de vue de son état mental et de sa responsabilité pénale.

« Nous, soussignés, Dr Paul Garnier, médecin en chef de l'Infirmerie spéciale de la préfecture de police, Dr Legras, premier médecin adjoint du même service, commis par M. Paul Jolly, juge d'instruction près le tribunal de première instance du département de la

Seine, en vertu d'une ordonnance en date du 13 juin 1894, à l'effet de constater judiciairement l'état mental du nommé X..., Louis, inculpé d'avoir commis un outrage public à la pudeur en se masturbant publiquement dans le bois de Vincennes, dire s'il jouit de la plénitude de ses facultés intellectuelles et s'il est responsable de ses actes;

Après avoir prêté serment, pris connaissance des pièces de l'information, visité à plusieurs reprises ledit Louis X... et nous être entourés de tous les renseignements de nature à nous éclairer, avons consigné, dans le présent rapport, les résultats de notre examen :

Louis X..., âgé de vingt-six ans, homme de lettres, appartient à une famille riche en manifestations vésaniques, principalement dans la ligne maternelle.

Un frère de la mère de l'inculpé s'est suicidé ; on dit que c'est dans un accès de *fièvre chaude ;* il est vraisemblable que l'alcool a joué le plus grand rôle dans cette crise.

Un second frère, après avoir souffert de convulsions graves et répétées, dans son enfance, a toujours été considéré comme un déséquilibré, un excentrique, quoique fort instruit et fort intelligent.

On cite de lui ce fait assez bizarre : en 1848, étant entré aux Tuileries avec les insurgés, il déroba un petit morceau de drap arraché à un meuble. Mais bientôt, pris de remords, il se rend sans retard sur la tombe de son père pour se faire pardonner son larcin. Sa mère le tenait pour fou.

Si, dans la ligne opposée, la tare est moins marquée, il y a, cependant, à noter les habitudes d'intempérance du père de Louis X...

Un dernier fait à signaler relativement à cette hérédité : un cousin germain a été interné à l'asile de Ville-Évrard.

Louis X... se présente devant nous en homme de parfaite éducation, habitué au contact d'une société élégante et choisie. Très soigné dans sa mise et l'arrangement de toute sa personne, il donne l'impression d'un raffiné pour tout ce qui est affaire de mode et de toilette.

Chaussé de souliers vernis du plus brillant éclat, il porte un binocle par genre, avoue-t-il, plutôt que par nécessité, car sa vue est suffisamment bonne, et il le remplace par un monocle quand, suivant son expression, *il veut faire de la pose*. Son maintien est calme, ses gestes sont sobres et réservés: sa voix, aux intonations monotones, est douce et peu virile. Grand, svelte, il a la barbe et les cheveux d'un blond ardent. Ses mains sont soignées comme celles d'une femme qui consacre des heures à cet entretien extrêmement minutieux : les ongles sont l'objet d'un culte tout particulier et gardés à une longueur extraordinaire qui serait incompatible avec toute occupation manuelle.

La conformation extérieure du corps n'offre chez Louis X... qu'une anomalie de structure, à la partie latérale droite de la région crânio-faciale. En ce point, la tempe et la bosse pariétale sont plus saillantes que du côté opposé, et au-dessous d'elles existe une sorte de sillon antéro-postérieur comme si les parties avaient été évidées par un instrument tranchant. La voûte palatine est ogivale.

Le prévenu a toujours joui d'une santé excellente ; mais, de bonne heure, il s'est fait remarquer par les anomalies de son organisation morale. Il a toujours été d'un caractère timide, peu expansif. « Jamais on ne l'a vu rire, » nous dit son frère. Aimant la solitude, il passait la plus grande partie de son temps enfermé dans sa chambre. Il montrait un esprit paradoxal, enclin à l'ironie et au dénigrement. Il n'a, d'ailleurs, jamais encouru un reproche grave, soit à la maison paternelle, soit au lycée; sa conduite était régulière, faite de passivité plutôt que du désir de mériter des éloges.

Ses habitudes étaient bizarres ; il avait des *manies* dont on souriait. Très méticuleux dans les soins qu'il consacrait à sa toilette, et cela dès douze ou treize ans, il se faisait des onctions sur la figure avec de la pommade et se poudrait ensuite, maniant le miroir à tout instant comme une femme extrêmement coquette.

A la campagne, il prenait des précautions ridiculement minutieuses pour garantir son teint contre les ardeurs du soleil.

Souvent son frère l'a trouvé, le matin, immobile dans son lit, dans une posture grotesque, la tête recouverte de linges, afin, disait-il, de ne pas « brûler » son traversin.

Mais bientôt apparurent des phénomènes de plus haute importance que ces soins exagérés donnés à sa personne, phénomènes d'ordre génésique dont nous avons pu suivre l'évolution depuis leur éclosion jusqu'à ce jour, grâce aux notes autobiographiques que l'inculpé a rédigées sur notre demande.

Ce fut à l'âge de treize ans que Louis X..., interne au lycée de X..., commença, par imitation, dit-il, à se livrer à la masturbation. Il recherchait les attouchements de ses camarades, et c'était surtout les jours de sortie dans sa famille, où il jouissait d'une liberté plus grande, qu'il s'abandonnait à des pratiques solitaires. Dès cette époque, il ne parvenait, par l'onanisme, au spasme voluptueux que par la *contemplation de chaussures vernies,* contemplation vers laquelle, tout enfant, il était instinctivement porté.

En dehors de la masturbation manuelle, tous les autres procédés onanistiques inspiraient à X... un profond dégoût.

Il arriva ainsi jusqu'à ses dix-sept ans, n'éprouvant pour la femme aucune inclination, aucune sollicitation.

Instruit, studieux, il passa assez brillamment son baccalauréat et commença, aussitôt après, l'étude du droit, sans pouvoir d'ailleurs s'y intéresser tant soit peu.

Attiré vers la littérature, il prit la résolution de s'y consacrer et d'en faire sa carrière.

Ses premières œuvres eurent un insuccès complet.

Une année de service militaire vint, à ce moment, faire diversion à son découragement.

C'est à cette époque qu'il tenta, pour la première fois, entraîné par des camarades qui raillaient sa timidité de jeune fille, d'avoir des rapports sexuels.

Le coït le laissant froid, il retourna aussitôt à ses habitudes d'onanisme.

En 1887, son volontariat terminé, X... rentra dans sa famille.

Il se remit au travail et, tout en préparant sa licence en droit, il composa deux romans qui passèrent inaperçus.

Il se distrayait de ses déboires littéraires en lisant des ouvrages anciens; mais son choix se portait particulièrement sur ceux qui consacrent des descriptions aux aberrations sexuelles, aux rapports contre nature; Martial, Pétrone, Aristophane étaient et sont encore ses auteurs favoris.

A cette époque, — il avait alors vingt-deux ans, — X... ressentit, pour la première fois, des désirs vagues de pédérastie passive et, un jour, dans l'une de ses promenades au bois de Vincennes, il fut sur le point de les satisfaire. Une circonstance indépendante de sa volonté s'y opposa.

Mais, dès ce moment, écrit-il, il avait un grand plaisir à contempler dans la rue les jeunes gens de son âge, surtout lorsqu'ils étaient d'un visage agréable et bien habillés.

Cette question du costume avait beaucoup d'importance à ses yeux, mais son plaisir s'accroissait prodigieusement *lorsqu'ils étaient chaussés de souliers vernis.* Il notait ceux de ces jeunes gens qui l'avaient le plus charmé et, rentré chez lui, il se masturbait en évoquant leur image.

A partir de cette époque commence à se dérouler pour Louis X... une suite ininterrompue d'incidents dans lesquels marchent, côte à côte, la culture des lettres et la recherche maladive du plus étrange idéal.

Reçu licencié en droit, X..., pour complaire à sa famille, adressa une demande d'emploi à une grande compagnie d'assurances, et, en l'attente d'une réponse, il déclara aux siens qu'il entrait comme clerc dans une étude d'avoué, quoiqu'il n'eût aucunement l'intention de solliciter de telles fonctions, qu'il jugeait fort au-dessous de son mérite. Il était toujours convaincu qu'il ne tarderait pas à se faire une place dans la littérature.

Particularité bizarre, pendant quatre ans, il entretint sa famille de cette illusion. Il indiquait l'étude de l'avoué où il disait se rendre chaque jour, et jamais il n'y était allé. Il accumula subterfuges sur subterfuges pour dérouter la vigilance de son frère aîné et de sa mère, leur donnant des détails sur ce qui se passait à l'étude, sur l'aridité de son travail, etc., etc.

Il racontait volontiers aux siens que des pièces composées par lui étaient mises en répétition et qu'il avait traité avec tel ou tel directeur de théâtre.

Chaque jour, il quittait régulièrement son domicile, mais il dépensait le temps de son prétendu stage chez un avoué en pérégrinations variées dans les musées, dans le bois de Meudon où il collectionnait des coléoptères, et principalement dans le bois de Vincennes.

Dans ses courses vagabondes, traversées par des mésaventures diverses, —

vols et agressions dont il fut victime — Louis X... poursuivait, sans relâche, mais infructueusement toujours, ce qu'il appelle son idéal et dont il fait la peinture suivante :

« J'aurais voulu avoir un ami plus jeune que moi, beau, instruit, élégant — j'ai déjà dit l'importance que le costume avait pour moi. — Nous aurions passé ensemble plusieurs heures par jour, en causant littérature, philosophie, etc. Dans les intervalles nous nous serions fait de douces caresses, nous nous serions masturbés. Mais je n'aurais point voulu lui demander de se livrer à la pédérastie avec moi. J'aurais craint que les détails répugnants qu'entraîne cette habitude n'altérassent notre amitié. En revanche, j'aurais voulu être possédé au moins une fois par un autre homme pour savoir ce que c'était. Aucun de ces rêves ne devait se réaliser. »

Découragé par le peu de succès de ses œuvres littéraires, angoissé par l'appréhension de la découverte imminente de ses mensonges accumulés, troublé profondément par l'irréalisation de ses rêves pédérastiques que contrariaient des incidents plus ou moins burlesques et qui fuyaient devant lui comme un mirage, il rentrait chez lui agacé, mal en train, tourmenté par une céphalalgie frontale tenace.

Il cherchait toujours un moyen d'assouvir la passion qui le dominait, quand, un jour, il imagina de remplacer par une *bille* le membre viril dont il n'avait pu encore percevoir le contact tant désiré. Il acheta, à cette fin, une bille d'un certain calibre ; mais, de dimension trop grande, elle le blessa ; il en choisit une autre de moindre volume.

Voici comment il procédait à son introduction ; nous copions textuellement le passage du mémoire qui relate les diverses phases de cette étrange manœuvre :

« Dans le courant de décembre 1893, j'avais acheté une bille d'une certaine grosseur et j'avais cherché à me l'introduire dans l'anus en l'oignant de vaseline.

» — Puisque je n'ai pas eu le courage de me livrer à un homme, me disais-je, il faut au moins que je sache la sensation que doit procurer cet acte auquel je pense toujours et que je ne connais pas encore.

» Les genoux pliés, revêtu d'un caleçon de soie rose que j'avais acheté longtemps auparavant, je me plaçais une bille enduite de vaseline devant l'anus. J'avais eu soin de mettre en dessous un petit tampon de vieux linge pour ne point salir mon caleçon. Alors, tout en maintenant la bille de la main gauche, je poussais dessus comme pour la *happer avec mon anus*. De la main droite, je maintenais mon caleçon. A ce moment, je n'étais qu'à moitié en érection. Une fois la bille dans mon anus, le travail préparatoire était terminé : la vraie jouissance allait commencer pour moi. Me masturbant de la main droite, je faisais des efforts pour *rendre la bille*. Quand j'y étais arrivé, je me la renfonçais avec la main gauche, et ainsi de suite, six, huit, dix, douze fois.

» J'éprouvais un léger accroissement de plaisir quand j'étais arrivé à m'enfoncer la bille d'un seul coup sans déployer d'effort.

» Après avoir cherché à retarder l'éjaculation le plus longtemps possible, je m'y décidais brusquement, après avoir expulsé la bille une dernière fois et en la maintenant étroitement serrée entre mes fesses.

» Je viens de décrire les faits.

» Voici maintenant mes sensations pendant l'acte :

» Elles étaient extrêmement complexes et beaucoup moins claires que pendant mes masturbations des années précédentes. Toutefois, j'éprouvais un plaisir double :

» 1° D'une part, ces entrées et ces sorties de la bille dans mon anus me donnaient la sensation d'un membre viril accomplissant ce même travail d'entrée et de sortie, et ce membre viril je le rattachais en imagination au corps et à la figure des jeunes gens de 20 à 25 ans que j'avais rencontrés dans ces derniers temps et qui m'avaient le plus charmé par leur figure, leur costume, leur apparence mâle et *leurs bottes vernies*.

» Leurs images m'apparaissaient successivement au nombre de quatre, cinq, six, mais j'avais soin d'en réserver une des plus séduisantes pour finir ma poussée, au moment de l'éjaculation.

» 2° *Il me semblait que ces jeunes gens aux bottes vernies avaient avec moi des rapports de pédérastie et me masturbaient en même temps.*

» Au cours de ces dernières années, j'ai été hanté par deux idées :

» 1° Trouver un jeune homme de 18 à 19 ans qui voulût bien associer sa vie à la mienne *érotiquement* et *intellectuellement*, avec qui j'aurais échangé des masturbations sans pédérastie;

» 2° Trouver un homme d'environ 20 à 25 ans qui voulût bien me faire savoir ce que c'était que la pédérastie passive. Or, à la fin, la première idée de cet ami qui, chez moi, occupait d'abord presque tous mes rêves érotiques, était passée au second plan et diminuait énormément d'importance au profit de la seconde.

» Tout en recherchant toujours en imagination la beauté du visage et l'élégance du costume, je n'évoquais plus la gracilité de l'éphèbe, mais la virilité de l'homme adulte. »

Ces procédés étranges ne suffisaient pas à X...

En quête de nouvelles découvertes à

l'effet de surexciter encore sa sensualité pervertie, il se mit à tracer dans les vespasiennes, surtout dans les deux dernières du Cours de Vincennes, avec une régularité absolue, une inscription stéréotypée, toujours la même. La phrase commençait invariablement ainsi : *Je prête mes fesses aux beaux mâles qui ont des bottines vernies*, et se terminait en répugnantes promesses.

En écrivant ces divers mots, toujours identiques, X... entrait en érection, les *yeux attachés sur ses souliers vernis.*

Nous avons déjà signalé le culte fétichiste que Louis X... professe pour les bottes vernies, mais il n'est pas superflu de décrire plus complètement les manifestations de cette obsession.

Dès l'âge de 16 à 17 ans, X... aimait à regarder les jeunes gens, mais principalement ceux qui portaient des bottes vernies.

Dans la rue, au lieu de regarder d'abord la figure, il commençait par jeter les yeux sur les pieds.

« La triple concordance, chez un jeune homme, de chaussures vernies, d'un costume élégant et d'un visage agréable, me ravissait, écrit-il, et provoquait l'érection. »

Sur les promenades publiques, il prenait plaisir à regarder les bottes brillantes des cavaliers. Il ressentait la plus vive satisfaction sensuelle à contempler les bottes vernies exposées dans les maisons de cordonnerie ; il y faisait de longues stations.

Pendant plusieurs années, il s'obligea à de très grands détours, uniquement pour voir celles qui étaient placées dans les vitrines des magasins des boulevards. C'était avec peine qu'il s'arrachait à cette contemplation, source d'une véritable ivresse sensuelle pour lui. Plus elles étaient brillantes, plus il était subjugué ; la nuit, il rêvait qu'il en dérobait.

Toutefois, ce ne fut que vers la fin de 1893 que l'attraction acquit toute son intensité. X..., dans son autobiographie, l'annonce avec une certaine solennité. Il désirait ardemment faire l'achat de bottes vernies, mais différentes considérations l'arrêtaient.

Son obsession le conduisait vers l'École militaire, où il avait de fréquentes occasions de contempler des bottes vernies. Il guettait la venue des officiers, s'attachait pendant quelques instants à leurs pas, le regard fixé sur leurs bottes.

Finalement, impuissant à satisfaire de cette façon son amour pour les bottes vernies, il se décida à en acheter. Ce fut comme une ivresse de possession :

« Je les rapportai chez moi, écrit-il, avec un émoi énorme ; le cœur me battait avec violence. Je m'enfermai dans ma chambre pour jouir à mon aise de mon acquisition. Je mis mes bottes par-dessus mon caleçon rose. Mon excitation génitale était à son comble.

» — *Enfin ! je les ai*, me répétais-je.

» Le soir, en me couchant, je plaçai mes bottes sur ma table de nuit, bien exposées à la lumière de ma lampe ; je ne pouvais en détacher mes regards, et mon enthousiasme sensuel me maintenait constamment en érection.

» Le lendemain matin, je les contemplai longtemps encore avant de me décider à sortir.

» Depuis ce moment, tous les jours, je tirais mes bottes du carton où elles étaient placées et je les regardais longuement ! »

X... a pour ses chaussures des soins attentifs et jaloux, pourrait-on dire.

Un jour, la bonne, en faisant la chambre, les avait déplacées. Il en ressentit une vive contrariété et, à partir de ce moment, il eut toujours soin de les placer dans un meuble dont il gardait la clef.

Chaque jour, c'est une jouissance pour lui de les retirer de cette armoire, de les considérer ; il les essuie avec des soins infinis, ne néglige rien pour les rendre plus brillantes encore. Après cela, il les dispose en pleine lumière, dans l'embrasure d'une fenêtre, pour jouir de tout leur éclat. Il les admire ; il est fasciné par cette vue qui l'exalte jusqu'au spasme voluptueux.

X.... qui avait jusque-là hésité à sortir avec ses bottes, prend — avec quel émoi ! — la résolution de se promener au bois de Vincennes avec ses chaussures vernies.

« Je sortis, en costume de cheval, raconte-t-il dans ses notes, avec mes bottes vernies.

» Sûrement, me disais-je, il m'arrivera, dans ce costume, d'être remarqué, *désiré*, soit par l'homme adulte, soit par le jeune homme dont je rêvais depuis si longtemps... Et justement, ce jour-là, rien, absolument rien !

» Je rentrai extrêmement surexcité. Je ne pus dîner... Cependant, dans la rue, beaucoup de personnes s'étaient retournées pour regarder mes bottes. Mais, comme ces personnes n'étaient point telles que je les eusse désirées, cela ne m'a fait aucun plaisir.

» En outre, je constate, une fois rentré, que malgré les précautions que j'ai prises pour marcher, une de mes bottes a, en travers du pied, une légère craquelure... Cela m'attriste comme la vue d'une première ride sur le visage d'un être aimé.

» Dorénavant, je les garderai chez moi. »

La vue des bottes vernies ne produit pas, seule, chez X..., l'éréthisme, l'orgasme génital.

Leur odeur, à un moindre degré toutefois, éveille la même excitation. Il les flaire ; leur parfum lui est extrêmement agréable.

Le contact a aussi un grand attrait et lui procure des *sensations exquises.*

Le matin, dans son lit, il les presse contre ses cuisses, tout en s'efforçant de modérer son ardeur, comme s'il avait peur *de leur faire du mal.*

De ses *relations avec ses bottes vernies,* X... trace le tableau suivant, dont l'obscénité, si révoltante qu'elle puisse être en elle-même, ne saurait faire oublier pourtant qu'on se trouve ici en présence des manifestations d'une obsession pathologique :

« Je mets mon caleçon rose et mes bottes. Je monte sur deux chaises, les jambes écartées, et j'entr'ouvre légèrement la porte de mon armoire à glace pour m'y voir par derrière, grâce à la réflexion de la glace de la cheminée.

» Tout en me masturbant, je tiens mes

regards obstinément attachés sur mes fesses, sur mes cuisses et surtout sur mes bottes. A ce moment, je voudrais pouvoir m'aimer moi-même, me livrer à des attouchements sur mon corps, dont je vois l'image dans la glace. La vue de mes bottes en est arrivée à me surexciter assez pour que je puisse me dispenser, le plus souvent, de l'introduction de la bille dans l'anus. Mon but est de projeter le jet de sperme dans l'ouverture de l'une des deux bottes, et quand j'y parviens, c'est le paroxysme de la jouissance.

« D'autres fois, sur le point d'éjaculer, je me frotte les fesses, les cuisses et l'anus avec une de mes bottes, tandis que je contemple avec obstination, sur l'autre botte, la lumière qui s'y réfléchit; mais, presque toujours, je les place chacune sur une chaise, près de la fenêtre, inclinées de telle manière qu'elles brillent le plus possible et, placé à une certaine distance, je cherche, comme je le disais, à les atteindre avec le jet de sperme.

» Cette opération, dans la jouissance excessive qu'elle me procure, me donne une sensation de triomphe, de victoire, quand la liqueur séminale vient frapper mes bottes. »

En juin dernier, X... crut enfin toucher à la réalisation tant désirée de la pédérastie passive.

Il rencontra au bois de Vincennes un jeune bicycliste qui lui plut... Interprétant mal l'allure de cet inconnu, il s'imagine qu'il lui fait des avances. Ses désirs s'enflamment, son cœur bat avec force. Son émotion est intense. Il a vu le jeune homme jeter les yeux sur ses bottes vernies ; plus de doute, il le désire autant que lui-même souhaite ses caresses : au paroxysme de l'excitation, il exhibe ses organes génitaux ; mais sa déception fut grande quand il vit le jeune homme s'éloigner indifférent.

Le seul résultat de la démonstration de X... fut de provoquer l'indignation d'un cantonnier qui le fit arrêter.

Il est incontestable que la conduite du prévenu plaide contre lui et lui donne, au premier abord du moins, l'apparence d'un vicieux tourmenté par de honteux appétits. Faut-il donc le considérer comme un vulgaire sodomiste bien peu digne de pitié et désigné d'avance à la rigueur des lois ?

Telle n'est pas notre opinion, et il est du devoir du médecin d'analyser ce qui se trouve en réalité sous de telles apparences.

Arrivé à un certain âge, l'homme sent s'éveiller en lui des instincts qui le poussent à se rapprocher de la femme et à chercher dans cette union intime des sexes des jouissances où s'entretient la perpétuation de l'espèce.

Au lieu de ces relations hétéro-sexuelles, X..., en véritable inverti-né, n'est sollicité depuis son enfance que pour des rapports contre nature et à forme exclusive de pédérastie passive, la pédérastie active n'ayant pour lui aucun attrait.

De plus, il est *hanté d'un type idéal*, sans lequel ses appétits homo-sexuels s'éteignent, type idéal vers lequel tout son être morbide est tendu, qu'il cherche éperdument sans jamais le rencontrer.

S'il croit parfois l'avoir trouvé, il est bien vite désabusé, et pendant ces dernières années, surtout, son existence n'a été qu'une longue série de décevantes illusions. Seules *ses bottes vernies* ne lui ont donné aucun mécompte et toujours elles ont déterminé cette excitation génitale que la vue, le contact d'une femme ne parviennent pas à provoquer chez lui.

On est fondé à dire que l'onanisme de X... n'est pas l'onanisme habituel. Le masturbateur vulgaire atteint au paroxysme voluptueux par des procédés matériels auxquels il adjoint fréquemment une excitation psychique faite de représentations mentales érotiques qui sollicitent l'orgasme génital.

Mais que l'excitation du sens génésique ne soit possible que par l'intervention d'un objet : tablier blanc, mouchoir, bonnet de nuit, clous de souliers, nattes de cheveux, *bottes vernies*, ce n'est plus là qu'une forme bien nette d'obsession morbide qui ne peut se manifester que chez un dégénéré, chez un malade en pleine déviation psycho-physiologique, allant, ici, jusqu'à l'inversion du sens génital.

Louis X..., héréditaire, offre dans son individualité morale des étrangetés, des anomalies, qu'on ne rencontre que chez les malades frappés de dégénérescence, et quoi de plus singulier que cette conception d'après laquelle la pédérastie, l'onanisme et la littérature constituent une *trilogie* sans laquelle X... ne voit pas de bonheur complet !

Une telle conception n'a pu naître que dans un cerveau malade, aux aberrations multiples d'où découlent des impulsions irrésistibles.

De ce long exposé nous nous croyons autorisés à dégager les conclusions suivantes :

1° X... est atteint de dégénérescence mentale héréditaire avec inversion du sens génital, obsessions et impulsions morbides très actives.

2° L'acte reproché à X... étant sous l'étroite dépendance de ses impulsions pathologiques basées sur son inversion génitale, il ne paraît pas possible de lui en demander compte.

3° Le trouble moral résultant de pareilles obsessions est tel qu'il lui enlève la libre possession de lui-même.

En conséquence, il y a lieu, dans l'intérêt tant de l'inculpé lui-même que de l'ordre public, de le mettre à la disposition de l'autorité administrative aux fins de son placement dans un asile d'aliénés. »

Paris, 12 août 1894.

Signé : Paul GARNIER. — LEGRAS.

Conformément aux conclusions de ce rapport, X... a bénéficié d'une ordonnance de non-lieu et a été dirigé sur une maison de santé.

Il est superflu d'insister sur l'exceptionnel intérêt que présente cette dernière observation médico-légale, qui donne un tableau si saisissant des lamentables aberrations morales de l'inverti.

Tourmenté par des besoins homo-sexuels, entraîné vers l'homme dès son enfance, Louis X... subit la loi de la nature psycho-sexuelle qu'il a reçue avec la vie : ce n'est pas volontairement qu'il s'est placé sous le joug de cette loi, ce n'est pas le vice qui l'y a asservi.

Dans son amour morbide, il est, avant tout, un *imaginatif*, un *psychique*, en quête d'un *idéal homo-sexuel* qui le fuit toujours.

Et sous ce rapport, en dépit de dissemblances grossières, il n'est pas sans rappeler, dans son inversion génitale, ce qu'est, dans la perversion de l'amour hétéro-sexuel, l'*érotomane*, épris, lui aussi, d'un idéal, mais d'un idéal féminin. Louis X... ne déclare-t-il pas, en effet, qu'il ne veut pas avoir de rapports de pédérastie avec son amant idéal, au cas où il le rencontrerait un jour ; il lui semblerait que ce serait, là, une souillure pour leur amour... Il rêve surtout de lui, comme d'un *amant intellectuel, avec lequel il parlera littérature!!*

Le fétichisme est, ici, aussi *évocateur* que possible, et, devant ses bottes vernies, Louis X... a tellement vive la représentation mentale de l'être masculin si ardemment désiré, que l'on pourrait presque prétendre qu'il entretient avec elles des *relations sexuelles.* Il est manifeste que son imagination exaltée les complète par la vision, nette, précise, de l'*amant idéal* après lequel il court depuis des années. Il leur prête ainsi un corps, une personnification *virile* dont ces bottes sont un des éléments représentatifs.

Il ressent, le jour où il constate qu'une légère craquelure a altéré quelque peu leur captivante beauté, une impression décevante ; *cela l'attriste*, dit-il, *comme la vue d'une première ride sur le visage d'une femme adorée*. Il a pour ces chaussures d'homme les soins jaloux d'un amant. Lorsqu'il les caresse, le matin, dans son lit, il a des précautions infinies pour les toucher, *comme s'il craignait de leur faire du mal*.

Et quand cet inverti-né raconte la manière dont il procède pour éjaculer dans l'ouverture de ses bottes, quand il exprime le sentiment de victoire, de triomphe qu'il éprouve si la liqueur séminale est exactement projetée au but visé, il semblerait qu'il parle d'une *étrange copulation avec ses bottes vernies*.

Gustave L..., *fétichiste de la blouse*

d'ouvrier, et Louis X..., *fétichiste des bottes vernies*, celui-ci inverti-né comme celui-là, ont donc pu être dégagés, par l'analyse scientifique, des pédérastes vulgaires ou acquis, que le vice ou la plus honteuse des prostitutions a gagnés, par les effets d'une contamination sociale dont on retrouve toujours les traces quand on veut les chercher.

Ce sont deux malades et, à l'honneur de la justice, ils ont été traités en malades.

En eût-il été de même il y a quelque vingt ou trente ans ? Qui pourrait le dire ?

Des magistrats éclairés ont pressenti, en ces deux cas, une intervention pathologique et leur perspicacité les a amenés à demander conseil à la science. La vérité devait ainsi se faire jour.

II. — FÉTICHISME HOMO-SEXUEL DES PARTIES DU CORPS OU DE LEUR IMAGE.

Suivant le Dr Moll, c'est principalement sur le *pied* que porte ce fétichisme homo-sexuel. Cet auteur cite le cas d'un inverti qui éprouvait une excitation sexuelle violente à aller en canot où il jouissait du plaisir de regarder à son aise les pieds du batelier.

Quant à l'excitation voluptueuse de l'inverti à la vue, ou même, à la simple représentation mentale des attributs de son propre sexe, on ne peut la considérer que comme le corollaire obligé de sa déviation paradoxale, et il n'y a pas à faire rentrer dans la catégorie des cas de fétichisme corporel homo-sexuel des impressions sensuelles qui ne sont que l'affirmation de l'inversion elle-même.

C'est ainsi, par exemple, que pour le professeur dont Charcot et Magnan (1) ont donné la biographie si intéressante et si complète, « la suprême satisfaction était la vue de l'homme nu et, surtout, de la verge de l'homme..... Regarder les parties génitales d'un homme beau et fort a toujours été pour lui la volupté la plus grande, sans qu'il ait jamais éprouvé pourtant, le moindre désir de pénétrer dans l'homme ou d'être l'objet d'un homme ».

Mais, lorsque l'inverti vit sous la constante domination de cette idée fixe : voir, ou à défaut de cette vue matérielle, se représenter, par l'esprit ou à l'aide d'images, de dessins, etc., les organes génitaux homo-sexuels et que,

(1) Charcot et Magnan, *loc. cit.*

malgré ses efforts sincères, il ne parvient pas à chasser cette obsession, y revenant sans cesse, subordonnant les actes de son existence à cette attraction ardente et exclusive sur laquelle se concentrent et en laquelle se résument toutes ses sensations voluptueuses, il se classe une fois de plus comme un être à part, réalisant cette étrange particularité d'être anormal dans son anomalie même.

L'observation médico-légale qui va suivre met en relief cette obsession spéciale :

Au mois d'août 1892, je fus chargé par M. Puget, juge d'instruction, de constater l'état mental d'un nommé Louis X..., inculpé d'outrages aux bonnes mœurs.

Cet homme, âgé de 36 ans, peintre sur

porcelaine, avait été arrêté dans les circonstances suivantes :

Depuis quelques semaines, les enfants fréquentant l'école communale du boulevard Richard-Lenoir, étaient suivis, à leur sortie de la classe, par un individu qui s'approchait d'eux assez brusquement, comme automatiquement, et remettait, tantôt à l'un, tantôt à l'autre, en murmurant quelques paroles qui ne furent pas saisies, un pli sous enveloppe fermée.

Chaque enveloppe contenait des dessins à la plume assez bien faits et finement coloriés surtout. Ces dessins, toujours identiques, représentaient les organes génitaux de l'homme et étaient accompagnés, sous forme de légendes, de termes descriptifs visant tantôt l'état de flaccidité de la verge, tantôt son état de rigidité. Les dimensions, énormément agrandies, des organes étaient soulignées de phrases admiratives. Enfin, en regard de ces phrases, se trouvaient consignées diverses réflexions témoignant de la surprise et de l'émotion que l'auteur prêtait d'avance à ceux dont il sollicitait ainsi l'attention.

Les parents auxquels les enfants rapportaient *les images données par un monsieur* s'émurent de cette étrange et immorale propagande...

Une surveillance fut organisée aux abords de l'établissement scolaire. Elle eut rapidement pour résultat de faire arrêter ce singulier *distributeur* qui fut trouvé porteur d'un assez grand nombre d'enveloppes renfermant les *images* dont nous venons de parler.

Conduit au commissariat de police et

interrogé aussitôt, il déclara sur un ton de profond découragement :

« Je ne puis répondre qu'une chose, c'est que je suis bien coupable... C'est moi seul qui ai fait ces dessins et écrit les explications et annotations au crayon qui se trouvent sur toutes ces images obscènes.

« Je reconnais avoir eu le plus grand tort d'agir ainsi et je regrette beaucoup ce que j'ai fait... Mais c'était plus fort que moi... »

Les renseignements recueillis sur l'inculpé sont excellents. Très sobre, très rangé, très assidu à son travail, il est fort apprécié par ceux qui l'emploient ; c'est presque un artiste comme peintre sur porcelaine ; il touche un salaire fort élevé, — 12 à 15 francs par jour.

Louis X... appartient à une famille

honorable, mais pauvre, qui lui fit donner une instruction en rapport avec sa situation modeste.

Son père est mort, à 79 ans, d'une bronchite emphysémateuse. C'était un homme sobre, mais d'une grande originalité de caractère. Sa mère, actuellement âgée de 69 ans, a eu des attaques d'hystérie.

Un frère est névropathe.

L'enfance de Louis X... s'est écoulée sans maladie grave. Il fut un écolier assez studieux, mais son humeur était sombre et le poussait à fuir ses camarades, à rechercher la solitude. Dès ce moment, il s'adonne à l'onanisme.

Nous avons pu obtenir, en insistant quelque peu auprès de l'inculpé, qui se livre très difficilement, des confidences nous permettant de reconstituer l'observation clinique et de la produire au complet.

Dès l'âge de 6 ans, Louis X... commence à se masturber deux ou trois fois par jour. Originellement de complexion délicate, il altéra encore sa constitution par ses manœuvres onanistiques.

Vers l'âge de 13 à 14 ans, un étrange besoin s'empara de lui... Il apprenait le dessin et bientôt il sut assez bien manier le crayon...

Un jour, étant entré dans un musée de sculpture, il se sentit tout ému à la vue des statues d'homme nu, tandis qu'il put considérer avec la plus complète indifférence les nudités féminines.

Rentré dans sa chambre, il n'arrive pas à dégager son esprit du souvenir de l'homme nu et particulièrement des organes génitaux. Le lendemain, il y pense encore et se surprend à crayonner, comme distraitement, « l'anatomie » de ce qui l'a tant impressionné... Dès lors, ce sera là son unique préoccupation. Il recommence sans cesse tout en se gourmandant.

« *J'avais honte de ce que je faisais*, dit-il; je voulais ne plus y penser; mais j'y revenais malgré moi. »

Cependant, Louis X..., à force d'assiduité au travail, espérait échapper à son obsession; depuis quelque temps, il avait un peu plus de calme, dessinait avec moins de fiévreuse ardeur les parties sexuelles de l'homme, lorsqu'un incident vint exacerber « sa manie ».

Il entendit, un jour, parler de la mutilation pratiquée sur Abélard. Ce fait le frappa énormément. Pendant plusieurs nuits, il ne put trouver de sommeil ; il se levait, et se mettait à dessiner « ce que n'avait plus Abélard », selon son expression. La collection des dessins obscènes s'augmentait sans cesse.

« Je les cachais soigneusement, nous déclare-t-il, et dès que j'avais la certitude de n'être pas vu, je passais de longs moments à les considérer avec un extrême plaisir qui aboutissait à l'acte de la masturbation... Je fuyais le monde et n'étais heureux que dans ma chambre, seul avec mes dessins. Les jours de fête, je les passais à dessiner de plus belle... Plus je grossissais les proportions, plus mon admiration était grande...

» Je finis par tomber malade, j'avais des idées noires...

» J'ai toujours été étonné de l'indifférence absolue où me laissaient les jeunes filles que je rencontrais.

» Sentant ce que mes habitudes solitaires avaient de pernicieux pour ma santé, je voulus faire violence à mes goûts... J'essayai des relations sexuelles... Ça se passa si mal, que je quittai cette femme, précipitamment, honteux et dégoûté tout à la fois... Jamais plus, je ne fus tenté de recommencer... »

Malgré son amour, son idolâtrie pour les attributs de la virilité, Louis X... ne s'est jamais livré à la pédérastie... L'homme recouvert de ses vêtements ne l'impressionne que très faiblement... Il n'est véritablement ému que par le spectacle, réel ou figuré, des organes sexuels de l'homme. Il éprouve, à cette vue, une sorte d'extase s'accompagnant d'excitation voluptueuse dont la masturbation est l'aboutissant ordinaire, mais qui ne le porte pas à rechercher l'homme...

» Non, nous disait-il, ce n'est pas pour ça... Je trouve que c'est plus beau que tout et je ne songe pas à autre chose... Voilà tout mon mal...

» En donnant mes dessins à ces enfants, mon but n'était point de les pervertir... *C'était tout uniment parce que je ne me suis plus senti la force de garder mon admiration pour moi tout seul*... Un besoin de faire dire à d'autres ce que je me disais à moi-même, à savoir que les parties de l'homme sont *admirables*, m'a seul poussé...

» Je sens que c'est absurde d'être ainsi, mais je ne puis m'en empêcher. »

Louis X... s'exprime sur un ton découragé... La physionomie est triste, vaguement inquiète, et, certes, on peut dire qu'il n'a rien du vicieux vulgaire.

Nous le croyons sincère dans ses allégations et nous pensons que c'est bien à une idée fixe, obsédante, impulsive, qu'il a obéi en distribuant ses dessins obscènes.

Il n'y a pas, d'ailleurs, chez l'inculpé que ce seul syndrome de la dégénérescence mentale...

Louis X... est souvent pris, en se rasant, de l'envie de se couper la gorge, — sans savoir pourquoi, — uniquement parce que ça le tente. Il est, à ce moment-là, sous le coup d'une angoisse indicible... Plusieurs fois, il fut obligé de s'enfuir en toute hâte, pour ne pas céder à la tentation de se tuer avec cet instrument.

D'autres fois, une force mystérieuse le poussait à se jeter du haut d'une fenêtre dans la rue.

Louis X... a conscience du caractère immoral des actes qui lui sont reprochés, il en manifeste du regret et de la honte, se bornant à dire, de ce ton accablé dont la sincérité n'est pas douteuse : « C'était plus fort que moi ! »

C'est l'explication, c'est le langage découragé de tous les obsédés, et Louis X... est certainement à ranger parmi ces individus dont la volonté est asservie par un besoin irrésistible.

Tout en lui révèle un malade.... sa mélancolie, son existence singulière, ses tendances impulsives au suicide.

A Mazas, il est absorbé, morne. Il s'alimente incomplètement et dort mal.

En résumé, nous estimons que les actes étranges pour lesquels Louis X... est poursuivi sont sous la dépendance étroite d'une obsession pathologique. En dehors de *son culte pour les images représentatives des attributs virils*, véritable culte fétichiste qui l'a poussé à *com-*

muniquer son admiration, sous la forme des dessins qu'il distribuait, son existence est irréprochable. Malgré l'éloignement qu'il éprouve à l'égard de la femme, malgré l'inversion génitale qui l'entraîne vers l'homme, il n'a point les mœurs d'un pédéraste.

Dégénéré héréditaire, l'inculpé présente, en somme, sous une forme bien bizarre d'anomalie génitale, un syndrome qui n'est que la révélation de sa nature morbide. Il est à ranger parmi ces déviés psycho-sexuels sur lesquels l'observation clinique s'est portée dans ces dernières années. Une analyse scientifique minutieuse de leurs tendances a permis de les différencier des êtres vicieux que la loi doit punir.

En conséquence, il y a lieu, à notre avis, de considérer Louis X... comme un malade irresponsable des actes qui lui sont reprochés.....

Ces conclusions ont été acceptées pleinement par l'honorable magistrat instructeur, qui a rendu une ordonnance de non-lieu en faveur de Louis X...

Cet homme est bien un inverti-né par son indifférence absolue pour la femme, par son émotion voluptueuse à la vue des organes génitaux de l'homme.

Et pourtant, s'il rêve des attributs virils, *ce qui pour lui est plus beau que tout*, il n'a aucun appétit des approches de l'homme... C'est un *contemplatif* qui se suffit à lui-même. C'est surtout et avant tout, un *adorateur d'images*, un *fétichiste iconolâtre*, dont l'ardeur admiratrice voulut cette singulière propagande qui le fit arrêter.

Au premier abord, on se crut en présence d'un érotique, mû par la plus malsaine des perversités, celle qui s'attaque à l'enfant, d'un salace dont l'existence devait être semée d'aventures lubriques.

Au lieu de cela, on apprend que la conduite de ce distributeur d'images obscènes est irréprochable. Cet homme, qui apparaissait comme un excité sexuel, est indifférent aux charmes de la femme; il vit seul et sa moralité n'a jamais été soupçonnée.

Dès lors, l'aspect primitif de l'affaire se modifie et l'enquête médicale, judicieusement prescrite, vient mettre clairement au jour la nature et les caractères spéciaux de l'aberration morbide et démontrer que ce n'est pas la *perversité* génitale qui a fait agir l'inculpé et que, seule, la *perversion* pathologique des instincts sexuels se trouve en cause. L'irresponsabilité devait forcément découler de cette constatation précise.

Je rapprocherai de la précédente l'observation suivante :

Un employé, âgé de 48 ans, d'extérieur convenable et réservé, de physionomie douce et intelligente, mais très fortement taré sous le rapport de l'hérédité morbide, avait été arrêté pour avoir distribué à des enfants des paquets de gâteaux renfermant des dessins obscènes.

Marié, sans enfants, X... avait la réputation d'un excellent employé et jamais aucune plainte n'avait été produite au sujet de sa moralité. Son arrestation pour outrages aux mœurs fut une surprise pour ceux qui le connaissaient.

Onaniste et spermatorrhéique, pris à

de certains moments d'accès de mélancolie et de misanthropie, il avait une humeur inquiète et cherchait l'isolement. Il n'éprouvait aucun désir du rapprochement sexuel et, au régiment, il était, en raison de sa *frigidité* reconnue, un objet de plaisanteries grossières.

Il se maria sans goût, et pour essayer de *se sauver de la masturbation*, suivant son expression.

Il ne réussit que bien incomplètement et, d'après les renseignements qui nous ont été fournis par sa femme, X... a toujours été à peu près impuissant, quoique physiquement bien constitué. Son esprit et ses appétits étaient ailleurs.

Depuis sa jeunesse, en effet, il a une seule passion : *contempler les organes génitaux de l'homme et même des animaux.* Il leur rend un culte ; leur vue l'émeut profondément, lui procure ce frisson de plaisir, cet orgasme voluptueux qu'il ne trouve pas auprès de la femme.

Dès que ses fonctions lui permettent des loisirs, voici comment il les emploie : Il rôde autour des stations d'omnibus, extasié, les regards fixés sur les testicules des chevaux; ou bien, c'est un troupeau de taureaux et de génisses, qu'il accompagne à travers la capitale, séduit, charmé; parfois, enfin, c'est une forme masculine, réalisée par la peinture ou la sculpture qui, dans sa nudité, le captive et le cloue sur place, en proie à un trouble indicible. Il n'abandonne qu'avec peine son poste d'observation, se promettant d'y revenir à sa première heure de liberté.

Puis, il se mit à dessiner avec acharnement les organes sexuels auxquels il donnait des dimensions énormes. Sa femme le surprit bien souvent au milieu de cette occupation.

Il en éprouvait une véritable honte, lui demandait pardon, en sanglotant, et cette occupation pornographique confondait l'épouse habituée à trouver dans son mari un homme réservé, dont l'attitude et le langage étaient en désaccord avec cette lubricité. Il ne lui échappait jamais un mot licencieux.

X... était heureux d'avoir sur lui les dessins obscènes qu'il avait tracés; il ne pouvait s'en séparer et les regardait dès qu'il pouvait le faire sans être observé. Il les admirait et, sexuellement, se contentait ainsi. Il voulut pourtant que d'autres yeux fussent admis à les contempler, et il imagina alors ce stratagème d'offrir à des enfants des paquets de gâteaux où il glissait ses dessins.

X... présentait, en outre, cette particularité de ne pouvoir cheminer sur le côté gauche d'une rue. Une force irrésistible l'attirait vers la droite et, parfois, il était pris de vertige et de titubation cérébelleuse. Il est aussi affecté de plusieurs tics.

On ne saurait confondre des impulsions qui prennent manifestement leur origine dans une altération pathologique des facultés morales avec des tendances simplement vicieuses. Chez X..., l'obsession morbide s'affirme avec tous les caractères que la clinique a su préciser; il n'a rien d'un débauché vulgaire; c'est un dégénéré et un malade.

Une ordonnance de non-lieu intervint, à la suite de ce rapport, en faveur de X...

III

Diagnostic et Traitement

III

DIAGNOSTIC ET TRAITEMENT

I. — DIAGNOSTIC.

Le devoir de l'expert, en ces questions, est donc de reprendre toute l'histoire des individus à penchants homo-sexuels, de vérifier, en scrutant minutieusement leur passé, si le sujet soumis à son examen n'est qu'une victime de son organisation maladive. Il distinguera l'inverti-né à des caractères bien tranchés dont le plus essentiel est l'apparition des désirs homo-sexuels à une époque de la vie où la dépravation n'a pu encore l'atteindre.

Quand l'enfant s'éveille homo-sexuel, à la première sollicitation sensuelle, il n'est guère maître de réagir ; il va désormais marcher dans la vie, non en personne libre, mais en obsédé étranger aux émotions génésiques corrélatives de son sexe physique, tout entier, au contraire, aux émotions de la nature psycho-sexuelle cachée au dedans de lui.

Alors qu'on ne peut songer à expliquer la genèse de pareilles déviations morales par l'influence du milieu social ou de l'éducation, force est bien de remonter plus haut et d'interroger l'hérédité morbide, dont la réponse ici est toujours catégorique et formelle, car c'est la vraie, la seule responsable de ces anomalies en quelque sorte tératologiques.

Mais qu'il s'agisse de fétichisme hétéro-sexuel ou homo-sexuel, il faudra toujours se rappeler, sous peine de méconnaître l'existence de telles déviations et de faire une erreur de diagnostic, que ces psychopathes sexuels ne livrent pas aisément le secret de l'obsession qui les domine.

Ordinairement dissimulés, par leurs tendances naturelles, ils ont encore cette conviction profonde, qui les dispose peu aux confidences, que la connaissance de leur infirmité morale les signalerait au mépris des hommes.

Ce sont donc, si je puis ainsi dire, des *malades honteux,* repliés sur eux-mêmes et, en général, bien peu désireux d'invoquer *leur manie* pour se disculper. Afin de pénétrer dans leur vie intime, le médecin devra s'appliquer à leur donner confiance, à leur faire sentir une commisération qui les réhabilite un peu vis-à-vis d'eux-mêmes.

Parmi ceux que j'ai été appelé à voir — et mes doubles fonctions de médecin-légiste et de chef de service à la Préfecture de police m'ont placé, à cet égard, dans des conditions assurément exceptionnelles — il en est qui avaient préféré se laisser condamner, à plusieurs reprises, sous des fausses inculpations, plutôt que de consentir à divulguer leur misère morale, à donner les mobiles de leurs actions, à initier qui que ce soit aux tourments de leur vie sexuelle.

Il convient donc que l'attention du magistrat et du médecin soit en éveil à propos de certains délits, déjà singuliers par leur nature. Leur ordinaire répétition, loin de faire conclure à un vice enraciné, amènera à se demander si, sous les apparences d'une perversité obstinée, ne se cache pas une obsession morbide que des pénalités ne sauraient amender.

II. — TRAITEMENT.

Je ne dirai que quelques mots du traitement applicable aux cas morbides qui font le sujet de cette étude. Les ressources en sont peu variées, il faut l'avouer, et leur importance n'est que relative. Ce n'est, toutefois, pas une raison pour les négliger ou les passer absolument sous silence et ne voir, dans ces questions, que le côté anthropologique et médico-légal.

Je dois faire remarquer, tout d'abord, que, pour beaucoup de psychopathes sexuels, l'internement dans une maison de santé devient une mesure nécessaire, soit que leur état cérébral s'aggrave, soit que leur passion fétichiste les entraîne à des actes appelant sur eux l'attention de l'autorité administrative ou judiciaire.

La suggestion hypnotique a été, d'après divers observateurs (Ladame, Krafft-Ebing, etc.), utilement employée pour combattre les perversions ou inversions sexuelles.

On peut admettre, en effet, dans une certaine mesure, que la thérapeutique suggestive n'est pas à délaisser dans la lutte entreprise contre les déviations de l'amour morbide. Mais il faut se garder des illusions.

A mon avis, le fétichiste, par son *habitus moral*, se prête assez mal aux manœuvres hypnotiques : et, quand il consent à s'y soumettre, ce n'est pas toujours aisément qu'on réalise l'hypnose, et c'est peut-être encore moins aisément, celle-ci étant quand même obtenue, qu'on le plie aux ordres, aux injonctions qui violentent sa nature psycho-sexuelle. En matière de suggestion hypnotique ou post-hypnotique, je suis de ceux qui pensent que l'obéissance passive du sujet n'est guère imposée que lorsque la suggestion *s'accommode* avec ses goûts, ses tendances, sa modalité intellectuelle et morale.

L'exemple cité par le Dr Moll (1) est, en l'espèce, suffisamment démonstratif. « Je me rappelle, dit cet auteur, avoir eu à traiter un philologue atteint d'inversion sexuelle. Il était accessible à un sommeil hypnotique profond ; mais chaque fois que je voulais lui suggérer, pendant cet état, de se rendre une heure

(1) Moll, *loc. cit.*

après, auprès d'une femme également suggestionnée, je rencontrais la résistance la plus obstinée.

» Si je lui expliquais alors qu'il devait s'entretenir avec une femme que je lui montrais en rêve, j'étais à peu près certain de recevoir la réponse suivante : « Mais il n'est pas temps encore ; ce n'est » que dans une heure que je dois rencon» trer cette dame. » Ce subterfuge, et d'autres du même genre, montrent d'une manière bien caractéristique que la peur de se trouver en contact avec une femme domine l'uraniste au point de lui faire chercher tous les moyens possibles pour éviter ce contact, même lorsqu'il est plongé dans le sommeil hypnotique. »

Au sujet même des cas invoqués comme témoignage du succès de la méthode, on peut se demander si le même temps, la même somme d'efforts persistants employés à une *suggestion morale*, n'auraient pas produit des résultats à peu près équivalents.

L'essentiel est de s'occuper de ces natures qu'une prédisposition héréditaire oriente si mal; il importe de ne pas les abandonner sans aide, sans conseils, sans réconfort moral, à leurs penchants morbides.

Il faut convenir que, longtemps, le médecin lui-même, méconnaissant le caractère réel de telles déviations, s'est trop désintéressé de ces infirmes moraux, s'est montré trop disposé à prononcer le *nescio vos* qui tendait à les rejeter dans les rangs des êtres pervers, à les exclure du nombre de ceux qui ont droit à notre compassion, à notre sollicitude, à nos soins.

On a pu remarquer que tous les déviés sexuels, pervertis ou invertis, qui figurent dans cette étude sont des onanistes invétérés.

Convient-il de dire pour cela, comme on l'a déjà avancé, que leur anomalie sexuelle est la conséquence directe de l'onanisme? Ce serait, selon moi, une grave erreur d'interprétation étiologique. Si débilitantes, si funestes, d'une façon générale, que puissent être de telles habitudes, il faut dire hautement qu'elles ne sauraient engendrer de toutes pièces les anomalies profondes dont on vient de lire l'attristante description.

Il suffit de mettre en regard la fréquence de l'onanisme chez l'enfant et la rareté des faits qui font l'objet de cette étude, pour se convaincre qu'un autre facteur causal doit nécessairement intervenir.

En rendant la masturbation responsable des psychopathies sexuelles, on l'élève, bien à tort, à la hauteur d'une cause, alors qu'elle n'est elle-même qu'un effet.

Avec le maître éminent qui m'a précédé à la direction du service des aliénés, à la Préfecture de police, le professeur Lasègue (1), j'estime qu'il faut dire que l'onanisme d'habitude — et non pas simplement l'onanisme occasionnel dont n'a guère à s'occuper le médecin — est déjà la manifestation d'une perversion du sens génital. Dès lors, comment s'étonner de le rencontrer chez les individus qui viennent d'être dépeints?

Cet onanisme, que je qualifierai d'*onanisme impulsif* ou *instinctif*, n'est donc que secondaire; il n'est qu'un symptôme

(1) Lasègue, *De l'onanisme*, *Études méd.*, 1884.

d'une infirmité morale liée étroitement à la dégénérescence mentale héréditaire.

Le traitement devra donc s'adresser avant tout à la cause première et fondamentale de la déviation de l'instinct génital, à la désharmonie des facultés morales et affectives. Enfin, il y aura lieu de prendre garde aux surprises d'une sensibilité, d'une émotivité pathologique qui se trouvent à l'origine de tant d'obsessions.

Ce n'est pas à dire qu'il ne faudra pas se préoccuper de cet onanisme impulsif, source de débilitation profonde qui ne peut qu'aviver la sensibilité maladive et détendre le ressort de la volonté. Mais c'est sur l'évolution de l'instinct génital que l'éducateur digne de ce nom doit fixer son attention. S'il est perspicace, s'il est quelque peu au courant des périls que fait courir à l'enfant la première agitation de l'instinct génital, s'il a l'esprit en éveil sur ces maladies morales de la jeunesse confiée à ses soins, il ne se bornera pas à déclarer vicieux, sans plus d'examen, ceux que guettent, en vertu de la prédisposition héréditaire psycho-névropatique, les sollicitations anormales de cet instinct.

Si, plus tard, toute intervention est le plus souvent stérile, à cette date de la vie une main opportunément tendue peut empêcher l'enfant ou l'adolescent de sombrer à jamais.

Contre la déséquilibration mentale, contre l'affectivité morbide, on dirigera les agents thérapeutiques dont l'utilité est le mieux reconnue en pareil cas, c'est-à-dire que la médication devra être essentiellement tonique et reconstituante. Les préparations ferrugineuses, arsenicales, les sels de phosphore et tous les moyens propres à faciliter la reconstitution des éléments nerveux seront ici à leur place, en même temps que l'hydrothérapie, la cure d'air, l'exercice musculaire, etc.

Rien ne devra être négligé, en fait de thérapeutique proprement dite et d'hygiène morale, pour modifier, dans la mesure du possible, le *type sensitif* de la modalité constitutionnelle du psychopathe sexuel et le rapprocher du *type moteur*.

Mais l'efficacité de tous ces moyens ne sera guère à espérer, on ne saurait trop le redire, que s'ils interviennent à la phase d'évolution de l'instinct génital.

FIN.

TABLE DES MATIÈRES

AVANT-PROPOS V
Considérations générales. — Définition du fétichisme psycho-sexuel 11

I

FÉTICHISME HÉTÉRO-SEXUEL

I. *Fétichisme des objets de toilette féminine* 25
1. Fétichisme des clous de souliers de femme. 26
2. — des bottines de femme 30
3. Masochisme allié au fétichisme des bottines. 34
4. Fétichisme du bonnet de nuit 35
5. — du bonnet de femme de chambre. 37
6. — du tablier blanc 38
7. — du mouchoir 42
8. — de la chemise 45
9. — des étoffes 45
10. — de la soie. — Rapport médico-légal 45
11. — des étoffes laineuses, duveteuses et de la fourrure portées par la femme 49
12. — des dessous féminins 53
13. — du costume 58
14. Les Renifleurs et les Stercoraires 64
II. *Fétichisme d'une partie du corps de la femme* .. 66
1. Fétichisme des cheveux. Les coupeurs de nattes 66
2. Fétichisme des fesses des femmes. Les frotteurs 73

3. Fétichisme allié au sadisme................ 74
4. Fétichisme de la peau blanche et fine de la jeune fille. Un mangeur de chair humaine. 76

II

FÉTICHISME HOMO-SEXUEL DE L'INVERTI

La pathologie de l'inverti-né.................. 91
I. *Fétichisme homo-sexuel des objets*.............. 94
1. Fétichisme du mouchoir et des linges d'homme.............. 94
2. Fétichisme homo-sexuel allié au masochisme. — Fétichisme des bottes......... 95
3. Fétichisme de la blouse d'ouvrier. — Rapport médico-légal.............................. 98
4. Fétichisme des bottes vernies. — Rapport médico-légal........................... 113
II. *Fétichisme homo-sexuel des parties du corps ou de leur image*..... 153
1. Fétichisme du pied......................... 153
2. Fétichisme des organes génitaux ou de leur image. — Les fétichistes psycho-sexuels iconolâtres............................ 154
3. Un distributeur de dessins représentant les organes génitaux de l'homme. — Rapport médico-légal.......................... 155
4. Un adorateur des attributs du sexe mâle. Distribution à des enfants de dessins donnant l'image amplifiée de ces attributs. — Rapport médico-légal.......... 170

III

DIAGNOSTIC ET TRAITEMENT

I. *Diagnostic*.................................... 177
II. *Traitement*.................................... 181

4112-95. — CORBEIL. Imprimerie ÉD. CRÉTÉ.

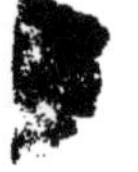
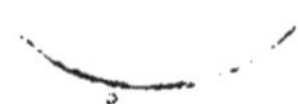

www.ingramcontent.com/pod-product-compliance
Ingram Content Group UK Ltd.
Pitfield, Milton Keynes, MK11 3LW, UK
UKHW021142260726
13994UKWH00001B/262